婴幼儿运动障碍评估与康复

婴幼儿运动障碍评估与康复

主　编　周崇臣　尚　清
副主编　马彩云　吕　楠　万　凯　张晓东

编　委（按姓名汉语拼音排序）

白玉沛	河南省儿童医院	吕　楠	河南省儿童医院
曹建国	深圳市儿童医院	吕忠礼	北京儿童医院
常建洛	江西省儿童医院	马彩云	河南省儿童医院
陈小聪	西安市儿童医院	尚　清	河南省儿童医院
崔伟丽	河南省儿童医院	孙素真	河北省儿童医院
丁全成	河南省儿童医院	童光磊	安徽省儿童医院
高　超	河南省儿童医院	万　凯	河南省儿童医院
耿香菊	河南省儿童医院	夏梓红	贵阳市儿童医院
谷　露	河南省儿童医院	闫一兵	聊城市儿童医院
黄　佩	河南省儿童医院	游石琼	山西省儿童医院
黄任秀	柳州市妇幼保健院	岳　草	河南省儿童医院
金红芳	青海省妇女儿童医院	曾姣峰	河南省儿童医院
李靖婕	河南省儿童医院	张　岩	河南省儿童医院
林　俊	武汉儿童医院	张　跃	南京市儿童医院
刘冬芝	河南省儿童医院	张惠佳	湖南省儿童医院
娄　普	河南省儿童医院	张晓东	河南省儿童医院
逯梦雅	河南省儿童医院	周崇臣	河南省儿童医院

北京大学医学出版社

YINGYOUER YUNDONG ZHANGAI PINGGU YU KANGFU

图书在版编目（CIP）数据

婴幼儿运动障碍评估与康复 / 周崇臣，尚清主编 .
– 北京：北京大学医学出版社，2017.8（2019.3 重印）
ISBN 978-7-5659-1634-2

Ⅰ . ①婴 … Ⅱ . ①周 … ②尚 … Ⅲ . ①婴幼儿 – 运动
障碍 – 评估②婴幼儿 – 运动障碍 – 康复Ⅳ . ① R729

中国版本图书馆 CIP 数据核字 (2017) 第 150789 号

婴幼儿运动障碍评估与康复

主　　编：周崇臣　尚　清
出版发行：北京大学医学出版社
地　　址：（100191）北京市海淀区学院路 38 号　北京大学医学部院内
电　　话：发行部 010-82802230；图书邮购 010-82802495
网　　址：http : //www.pumpress.com.cn
E － mail：booksale@bjmu.edu.cn
印　　刷：北京强华印刷厂
经　　销：新华书店
责任编辑：靳新强　　责任校对：金彤文　　责任印制：李　啸
开　　本：787 mm × 1092 mm　1/16　　印张：6　字数：122 千字
版　　次：2017 年 8 月第 1 版　　2019 年 3 月第 2 次印刷
书　　号：ISBN 978-7-5659-1634-2
定　　价：59.00 元
版权所有，违者必究
（凡属质量问题请与本社发行部联系退换）

序

康复医学是发展较快的一门新兴学科。自20世纪80年代国外康复医学进入我国以来，我国康复医疗领域的学者们对儿童康复医学进行了较深入的研究与探索，近20年来取得了长足的进步，初步建立了具有中国特色的现代儿科康复医学模式，但与国外先进技术相比仍存在着差距。

北京儿童医院集团是2013年由北京儿童医院牵头，与全国20家省级儿童医院组成的医疗联合体。几年来，北京儿童医院集团为实施我国优势儿科资源共享，实现"病人不动，专家移动"目标做出了有效尝试。河南省儿童医院是首批加入北京儿童医院集团的医院，其康复医学中心具有成立早、规模大、技术成熟等优势。为了搭建儿科康复医学医疗平台，提升集团各成员医院康复医学科的技术水平，河南省儿童医院周崇臣教授、尚清教授牵头，成立了北京儿童医院集团婴幼儿运动障碍评估分析及康复训练技术协作组，为规范诊疗做出了贡献。

小儿运动障碍患者面广量大，如何及早对患儿进行正确的康复训练，抓住治疗的最佳时机，是儿童康复工作者肩负的重大责任。

近年来，随着儿童康复事业的蓬勃发展，我国基层康复医疗机构如雨后春笋般迅速建立起来，儿童康复医师、治疗师在努力从事康复工作的同时，迫切需要有一本能充分反映儿童康复医学前沿理论、治疗技术的专著作参考。目前国内此类专著尚少，鉴于此，河南省儿童医院康复医学中心总结了康复医学专业25年来丰富的临床经验，吸纳了澳大利亚墨尔本脑瘫中心儿童运动康复专家郁孟德教授及美国威斯康辛州大学附属儿童医院刘学诚教授康复团队的先进运动障碍评估与康复技术，汇集了北京儿童医院集团内15家医疗机构康复医学科的诊疗经验，编写了《婴幼儿运动障碍评估与康复》一书。

此书介绍了国内外最新康复治疗技术及理念，各种运动障碍患儿的评估分析技术及康复训练方案。内容丰富、图文并茂、通俗易懂、新颖实用、配有光盘。适合儿科医师及康复治疗师在临床工作中参考使用，也是患儿家长在家庭康复中的训练指南。希望《婴幼儿运动障碍评估与康复》的出版对于我国儿童康复医学科的发展能起到促进作用。

首都医科大学附属北京儿童医院院长

福棠儿科发展研究中心（北京儿童医院集团）理事长

倪 鑫

前　言

儿童运动障碍是导致小儿残疾的主要原因之一，严重影响着患儿的身心健康，给家庭和社会造成沉重负担。各种原因引起的中枢及外周神经损伤均有可能导致运动障碍，如早产、脑部缺血缺氧、中枢神经系统感染、外伤、臂丛神经损伤、遗传代谢性疾病等。运动障碍患儿康复是一个长期的过程，需要采用医疗机构与家庭康复相结合的模式进行。

临床实践证明，运动障碍康复治疗中患儿的积极主动性及家长的参与程度对康复效果会产生较大影响，家庭康复训练离不开专业康复指导，同时广大基层儿童康复工作者也迫切需要一本儿童康复治疗技术指导专著。

河南省儿童医院康复医学中心经过 25 年的专科发展，积累了丰富的儿童疾病康复经验，尤其是近 10 年不断邀请国外知名儿童康复专家来院指导交流，汇集国内、国际最新康复理念，形成了一套成熟的康复评估、训练技术。为了推广应用，使更多儿童康复工作者及患儿家庭获益，特编撰《婴幼儿运动障碍评估与康复》一书。

书中重点介绍如何使用运动学分析方法对运动功能障碍患儿进行评估，并结合儿童发育规律制订康复计划。第一章至第五章介绍国内外先进的康复治疗技术、运动发育理论及最新的康复理念，第六章至第九章介绍如何评估患儿粗大运动及精细运动，并针对存在的问题给予具体训练方案建议及手法演示，并配以相关图示、光盘及文字讲解。本书图文并茂，浅显易懂，是一本对康复医师、康复治疗师非常实用的工作手册，也是对患儿家长有所助益的家庭训练指导手册。

书籍编写得到了中国康复医学会儿童康复专业委员主任委员李晓捷教授、副主任委员唐久来教授极具专业性、针对性的指导。澳大利亚墨尔本脑瘫康复中心郁孟德教授、美国威斯康辛州医学院刘学诚教授团队也对本书的编撰给予了鼎力支持，特别是郁孟德教授指导开展运动学分析评估方法，传授运动康复与神经发育疗法相结合的国际最新康复治疗技术，更是让我们受益匪浅。北京儿童医院倪鑫院长在百忙中为本书做序，并给予肯定和鼓励，在此一并表示衷心感谢！最后，感谢河南省儿童医院宣传科工作人员及孩子在视频、图片制作过程中所做出的贡献。

海纳百川，有容乃大。因编者水平有限，编著过程难免存有不足和缺憾，敬请同行老师、读者朋友批评指正，不吝赐教。

周崇臣　尚　清
2017 年 3 月

目　录

第一章 康复理念的形成与发展

康复医学是一门年轻又古老的学科，在远古时代就有针对风湿、慢性疼痛、劳损等疾患采取温泉、日光、砭针、磁石、按摩等治疗方法来缓解痛苦、改善肢体功能。到了20世纪40年代，康复医学才逐步发展成为一门独立的学科，以全面康复为原则，重视患者身体和心理康复，在手术后或伤病恢复早期采取功能训练进行康复。20世纪50年代由于急性脊髓灰质炎的流行，造成了大量患者出现肢体残疾，促进了物理医学尤其是儿童康复医学的发展，使医学界对康复有了更深的认识和理解。

近年来，随着我国经济水平及危重症医学的迅猛发展，危重患儿抢救成功率明显提高，患儿的生命得到了挽救，但多易合并神经系统损伤，导致运动、认知、语言等功能障碍，使患儿生存质量下降，增加家庭和社会负担。

我国儿童康复起步于20世纪80年代后期，与发达国家相比，起步较晚，虽然经过近30年的发展，已经达到一定水平，但康复理念仍较落后，评估、治疗技术缺乏规范统一的标准。由于社会文化、经济发展水平不同，我国的康复发展模式既要结合我国实际情况，又要借鉴国际康复新理念、新技术，形成具有中国特色的康复治疗模式。

国内较多机构的儿童康复医学科，是在中医科或理疗科的基础上建立起来的，对于运动障碍儿童的康复治疗很大程度上是侧重于身体结构的改善，如降低肌张力、改善关节活动度等，而对诱导患儿建立运动认知及主动参与不够重视，造成对患儿运动功能障碍原因的评估分析不到位。由于儿童康复从业人员匮乏，有相当一部分治疗师是由中医推拿师、护士或成人康复治疗师担任，缺乏儿童康复专业系统理论知识及高水平儿童康复专家带教，大部分时间是在给患儿进行关节牵伸等被动训练，缺乏个性化、专业化的训练内容，更不懂得在国际功能、残疾和健康分类(International Classification of Functioning，Disability and Health，ICF)框架下对患儿进行全面的功能康复。

改革开放以来，我国儿童康复专业迅速发展，对外交流与合作日益增多，国外儿童康复的先进理念如神经发育疗法、康复评定技术、核心稳定技术、筋膜学说、ICF

等传入国内，使国内起步较早、发展规模较大、技术相对较为成熟的康复机构的治疗水平得以快速提升，认识到ICF理念的核心是更全面地了解功能、残疾和健康，在康复治疗的各个环节中，既要关注儿童的身体功能，又要重视活动、参与、个体、环境因素，将运动障碍儿童从被动接受治疗的"客体"转变为主动参与的"主体"，即患儿为主角，治疗师作为配角，诱导、辅助患儿完成特定环境下的任务。

第二章　婴幼儿康复训练理论基础

　　婴幼儿康复训练遵循的理论基础是神经的可塑性及神经发育规律。神经可塑性理论是神经损伤患者通过康复治疗得以恢复的理论依据，神经可塑性表现在神经损伤修复、神经功能分化及重建。儿童大脑发育的关键期在 3 岁以内，根据中枢神经系统的可塑性原理，在大脑发育关键期积极开展康复治疗更有助于促进大脑发育和功能改善。

　　神经发育规律是儿童康复治疗中实施各种康复治疗技术时必须遵循的规律。现代医学实践证明，神经系统损伤后，患儿常出现肢体运动功能障碍，表现出运动发育落后、运动模式异常、随意运动受限等。针对运动功能障碍，依据神经系统正常生理功能及发育过程，利用诱导或抑制的手段使患儿逐步学会如何运用正常的运动模式完成日常生活活动，这就是神经发育学疗法。国内外常用的训练方法有：Vojta 疗法、Bobath 疗法和 Rood 疗法等，通过实施这些治疗技术，使患儿建立正常的运动模式，促进功能康复。

　　Vojta 疗法　是一种通过对身体特定部位的压迫刺激来诱导产生全身性、协调性的反射性移动运动，促进患儿运动功能发育和改善的疗法，因此也叫做诱导疗法。Vojta 疗法通过反射性俯爬和反射性翻身两种手法诱发患儿反复、规律地进行上述两种模式的运动，最终达到促进正常姿势和运动模式建立的目的。

　　Bobath 疗法　是遵循运动神经发育原则，通过关键点的控制，采用抑制和促通技术，达到抑制异常姿势和运动，促通正常运动感觉和运动模式的一种治疗技术。

　　Rood 疗法　又称多种感觉刺激治疗法或皮肤感觉输入促通技术，是依据感觉和运动系统相关的观点，多种感觉对于不同神经纤维可以产生多种促通效果，通过刺激皮肤感觉区，增强触觉功能，易化相应肌群，提高运动认知，产生运动反应。

　　河南省儿童医院康复医学中心在采用 Vojta 疗法、Bobath 疗法和 Rood 疗法等神经发育学治疗技术基础上，结合 25 年来的儿童康复工作经验，逐步发展形成一套以运动解剖学、运动生理学、生物力学、肌筋膜理论等为基础的运动学评估和康复治疗技术。本治疗技术在应用中遵循婴幼儿运动发育规律，注重适时输入正常运动发育模式，引导患儿建立正确的运动认知，促进正常的运动发育。通过由浅入深分析完成每项运动所需运动元素，找出导致运动障碍的根本原因，针对性地制订康复计划。

> 运动元素，是完成一种功能活动所需的运动单元，包括骨骼、关节、韧带、肌肉、筋膜、运动顺序、运动认知等，任何功能活动都是由若干个运动元素组成。

第三章　运动功能障碍概述

　　婴幼儿运动功能障碍常表现为运动发育落后和（或）运动姿势异常，如3个月不会竖头，6个月不会翻身，9个月不会独坐等，由于肌力、肌张力的改变而导致姿势异常，如头后背打挺、双下肢交叉尖足、屈髋、屈膝等。轻症运动障碍婴幼儿可以没有运动发育落后，仅有运动姿势或运动模式异常。

　　引起婴幼儿运动功能障碍的因素有很多，常见的原因有以下几个方面：

1. 由围生期脑损伤引起

　　如早产、多胎、低体重、感染、颅内出血、病理性黄疸、巨大儿、宫内缺氧、窒息、脑结构发育畸形，母亲合并妊娠期高血压综合征、糖尿病、甲状腺功能减退等。

2. 各种脑病后遗症

　　如病毒性脑炎、化脓性脑膜炎、颅脑外伤等。

3. 周围神经损伤

　　如手足口病后遗症、臂丛神经损伤、腓总神经损伤、吉兰 - 巴雷综合征等。

4. 脊髓疾病

　　如脊髓炎、脊髓栓系综合征术后、脊髓外伤等。

5. 肌肉骨骼疾病

　　如骨髓炎、骨折、关节疾患等。

6. 各种遗传代谢疾病

　　如苯丙酮尿症、甲基丙二酸血症等。

7. 染色体异常

如唐氏综合征、猫叫综合征、脆性 X 染色体综合征等。

以脑瘫为主的各种中枢神经系统损伤性疾病，或骨骼、肌肉及外周神经系统损伤造成的运动功能障碍，如不及时治疗，会留有不同程度的后遗症，导致生活质量下降，增加家庭及社会的负担。基于大脑的可塑性理论，通过早期干预，对大脑进行正确的运动感觉信息的输送，有助于患儿运动功能的改善。

根据婴幼儿生长发育规律，采用运动疗法、作业疗法、理疗、传统康复治疗等综合康复方法诱导患儿在游戏中、娱乐中、趣味中主动学会竖头、翻身、坐、爬、抓物等运动能力，使有运动障碍的患儿最大限度地发挥潜能，改善或补偿其功能，提高其生活自理的能力。

第四章 早期干预的必要性

在婴幼儿时期大脑的发育是最快的,尤其是生后前 6 个月。婴儿出生时大脑重量平均为 370 克左右,6 个月时大脑重量约增长至出生时的 2 倍,2 岁时大脑重量约增长至出生时的 3 倍,以后增长速度逐渐变慢,7 岁时接近成人。出生时的婴儿神经细胞数目已与成人相同,大约有 1 千亿个神经细胞,此时神经细胞突触少而短,6 个月时神经细胞的突触比出生时增长约 7 倍,3 岁时神经细胞已大致分化完成。因此,婴幼儿时期大脑具有非常大的可塑性,年龄越小,可塑性越强。

早期干预有效的原因除大脑的可塑性外,运动障碍引起的异常姿势和错误的运动模式尚未固定化,通过正确的运动训练和姿势输入,使患儿大脑在早期得到适宜的运动刺激,逐渐恢复运动功能,所以早期的康复介入非常重要。

第五章　儿童康复新理念及实践

所运用的儿童康复新理念新在以下几个方面：

1. 强调主动运动

以功能为导向，治疗师由被动训练转为诱导患儿主动参与训练，重视患儿的兴趣和感受。

主动运动训练模式充分运用了环境任务对患儿感官的积极刺激，调动患儿大脑的兴奋性，激发患儿产生积极主动参与运动的欲望，同时在治疗师及家长的诱导辅助下，患儿会分级、逐步掌握、完成规定的任务，这种训练会使患儿产生和建立一定的成就感和自信心。主动运动训练的优点：①可以促进运动障碍患儿的感知觉发育，促进感觉统合能力的提升；②激发患儿主动学习运动技能的意识；③培养患儿挑战困难的意志，促进其建立并强化所学到的新的正常的运动模式，最终达到提高运动功能和日常生活能力的目的。

2. 强调对运动障碍的分析

通过对患者的临床康复评价与分析，找出导致运动障碍的真正原因，开展精准康复治疗。

运动障碍分析法是指在运动功能障碍评价的基础上，运用神经发育学、运动解剖学、生物力学、运动生理学、肌筋膜学说等理论，对完成功能活动所需的运动元素进行分析，找出运动障碍所在，更有针对性地制订康复目标与计划。

3. 强调康复团队的合作

注重康复团队的建立及团队内的相互协作和步调一致。

康复团队的组成成员应包括康复医生、矫形外科医师、康复治疗师、康复护士、特教老师、心理治疗师、家长、社会工作者等。

康复团队协作最有效的方法是以患儿为中心，把患儿看成一个整体，重视团队协作下的全面康复，定期召开评估会，康复团队的每位成员从各自的专业角度提供患者的诊断、评估、治疗、护理及家庭康复等方面的信息，通过汇总分析，为患者制订最全面、有效的康复计划。

4. 重视家庭康复

鼓励家长积极参与，把家庭康复融入到日常生活中。以任务为导向，通过集趣味性、娱乐性、游戏性等为一体的康复训练模式，激发患儿积极主动参与活动的欲望，最终达到主动康复的目的。

多年来，河南省儿童医院康复医学中心采用家长参与患儿治疗的康复模式，起到了事半功倍的效果。患儿入院后，首先了解家长的期望，让家长参加评估会，使家长了解患儿存在的主要运动障碍，指导家长家庭康复方法；在住院期间定期召开家长会，集中对家长进行康复知识培训；医师、护士查房时对每一个所负责的患儿家长进行个体培训、监督、指导；治疗师在训练结束时对家长进行家庭康复指导等，通过各种途径做好家庭康复，使患儿在日常生活里始终保持正常的活动模式，保持康复治疗的连续性，从而提高康复疗效。

第六章 粗大运动障碍的评估与康复

本书重点介绍的内容是运用运动学分析方法，分析患儿存在的功能障碍，教会治疗师及家长如何通过观察来了解患儿的整体发育状况和运动元素发育状态，然后有针对性地制订康复治疗计划。下面，我们详细介绍评估流程。

第一步，信息采集

首次接诊时，首先要向家长了解患儿的基本情况及喜好，关注患儿的情绪、情感，通过眼神、语言、肢体动作等与患儿互动，在互动中使患儿放松，完成患儿语言、运动、认知方面信息的初步采集。

第二步，系统处理

功能评估。初步了解患儿病史信息后，开始进行功能评估，通常从三个层面进行。

1. 运动学层面

主要依据儿童运动发育规律，评估患儿在抬头、翻身、坐、爬、跪、站、走等粗大运动中是否存在运动发育落后及运动模式异常，找出缺失或异常运动元素，从肌力、肌张力、筋膜、力线、核心稳定等方面进行深入分析。

2. 生理层面

临床实践证明，人体各个系统的功能状态影响着患儿的运动功能及康复效果。因此，在评估粗大运动功能的同时，需要综合评估人体各个系统功能，如腹式呼吸功能减弱时，会引起腹内压降低，影响躯干的稳定；营养不良患儿，肌肉容积减少，影响肌肉力量等。

3. 心理层面

心理因素是患儿进行功能活动的内在驱动力，因此要关注心理因素对康复效果的影响，通常从动机、欲望、情绪、情感、认知、感知等方面进行评估。认知、情绪与康复效果成正相关，智力越好的患儿配合度越高，康复效果越好。对存在心理层面问题的患儿，要同时给予干预。

"没有评估就没有治疗"，评估是治疗的核心。评估的关键点在运动学分析层面，分析越准确，康复治疗针对性越强，效果越理想。

第三步，制订康复目标与计划

根据整体评估结果，结合患儿及家长的期望值，制订与患儿实际功能相符合的康复目标与计划。在康复计划实施过程中要时刻谨记"患儿是康复治疗的主体"，与游戏相结合，引导主动参与。

第一节　头颈部运动障碍的评估与康复

在婴幼儿运动功能的早期发育过程中，头颈部的姿势稳定和运动发育是整个婴幼儿运动发育的起点。换句话说，婴幼儿运动功能的发育离不开头颈部的稳定和运动控制。

头部是大脑"司令部"所在，头部正常运行需要一个稳定的环境。人体活动的调节控制需要大量的信息，这些信息主要是通过视觉和听觉来获取的，它们的正常工作既需要头部稳定的环境，又需要头颈部适度灵活的活动来帮助收集良好的感觉信息。人的语言交流需要舌肌参与，面部表情变化需要表情肌参与，咀嚼、吞咽等进食活动需要咀嚼肌和吞咽肌参与……这些肌肉的发育与颈部的稳定密切相关，需要颈部的稳定支撑才能完成功能。仔细观察婴幼儿运动，如翻身、仰卧位、坐起等动作，头颈部动作总是先于身体其他部位的动作，起到一个引领作用，婴幼儿由仰卧位向一侧翻身时，头颈肯定是先做前屈动作，再朝翻身侧侧转，接下来才是肩带、躯干、髋带向翻身侧运动。如果没有头颈部的引领，整个身体的运动时序性就会产生混乱，犹如群龙无首，所以头颈部的姿势稳定和运动控制非常重要。

在临床儿童运动康复的实践中，由于头颈部不稳定和运动障碍而引起全身性的各种代偿和错误的姿势动作非常常见。我们把它作为一个专题进行讨论，目的就是让临床康复治疗师对这个问题有更深入的了解，开拓思路，群策群力，创造更多更好的方法。

本章主要从以下三方面探讨如何帮助婴幼儿完成对头颈部的控制：首先介绍常

见的头颈部异常姿势；其次分析完成头颈部控制所需的运动元素；最后介绍头颈部姿势稳定和运动控制的训练方法。

一、常见头颈部异常姿势

1. 仰卧位拉起头后背

这是婴幼儿最常见的异常姿势，头颈后背（颈过伸）问题得不到解决的话，对完成下一阶段的翻身、坐位等动作的发育造成阻碍。头后背常见的两种表现：

①颈前部肌肉松软，无力抬头（图 6-1-1）。

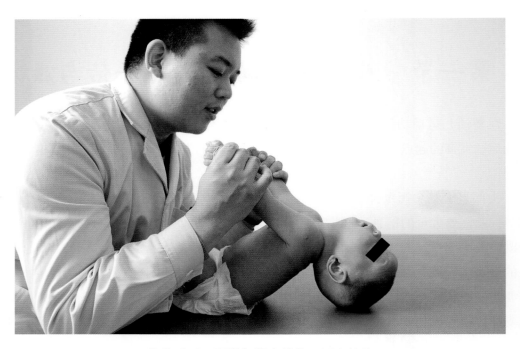

◎6-1-1　颈前部肌肉松软，无力抬头

②颈背伸肌肌群紧张，头后背打挺（图 6-1-2）。

2. 颈背伸肌肌群张力及肌力低，俯卧位抬头困难（图 6-1-3）。

俯卧位抬头困难会影响脊柱的抗重力伸展、直立及视觉和认知的发育（图 6-1-3）。

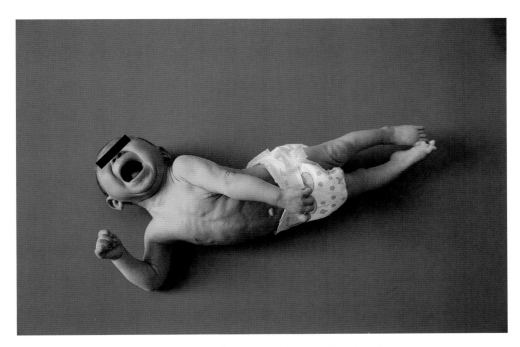

☺ 6-1-2　颈背伸肌肌群紧张，头后背打挺

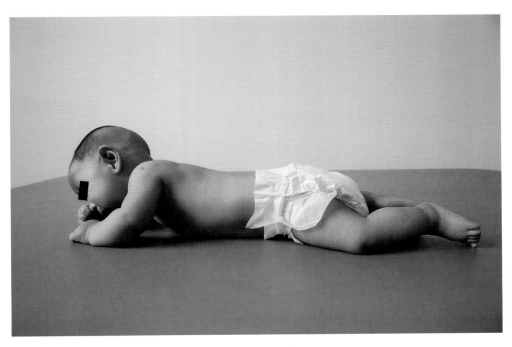

☺ 6-1-3　俯卧抬头困难

3. 中线位竖头困难

常见以下两个类型：

（1）非对称性紧张性颈反射残存的患儿，头颈部中线位运动障碍。

（2）颈部两侧肌肉紧张度及肌力不均衡导致患儿中线位竖头困难。

二、正常头颈部运动所需的运动元素

1. 仰卧位拉起抬头运动元素

（1）躯干前群肌肉收缩为抬头做启动准备。

（2）胸锁乳突肌收缩将头颈部屈曲。

2. 俯卧位抬头运动元素

（1）双上肢在胸下提供稳定支撑。

（2）头夹肌、颈夹肌、枕骨下肌及竖脊肌收缩，使头颈后伸。

3. 中立位竖头运动元素

（1）肩带、躯干的稳定：为中立位竖头提供稳定支撑。

（2）颈部肌群的协同收缩，保持头部在中立位。

（3）前庭觉、视觉的平衡调节作用。

三、影响头颈部控制的因素主要有

（1）胸锁乳突肌等颈屈肌无力导致仰卧位拉起时头后仰。

（2）枕骨下肌、头夹肌、颈夹肌紧张，颈部伸肌占优势，颈部屈肌能力减弱，从而导致颈前屈能力受限。

（3）斜方肌、竖脊肌等背伸肌群无力导致俯卧位抬头困难。

（4）肩带肌群和上肢伸肌无力，无法为头部提供稳定支撑面，竖头不稳。

（5）斜角肌等颈侧方肌肉无力导致竖头不稳。

（6）一侧胸锁乳突肌、斜角肌、斜方肌、肩胛提肌痉挛导致斜颈。

（7）认知障碍或视觉障碍对抬头做出错误应答，无法辨别肌肉收缩的时序性，出现共同收缩或者惯用优势肌群，从而导致头颈异常姿势。

参与头颈部运动的肌肉主要有：

1. 使头颈屈曲的肌肉：胸锁乳突肌、颈长肌等。
2. 使头颈后伸的肌肉：枕骨下肌、头夹肌、颈夹肌、肩胛提肌、斜方肌等。
3. 使头颈侧屈的肌肉：胸锁乳突肌、斜角肌、斜方肌等。
4. 使头颈旋转的肌肉：胸锁乳突肌、斜方肌、肩胛提肌等。

四、头颈部控制训练方法

1. 颈屈肌无力导致的头后背训练

患儿取仰卧位，治疗师双手扶住患儿肩部或握其双手，使患儿肩关节稍微屈曲内收，缓慢将患儿拉起至 45° 时停留片刻，以语言或玩具诱导患儿头颈主动屈曲（图 6-1-4）。

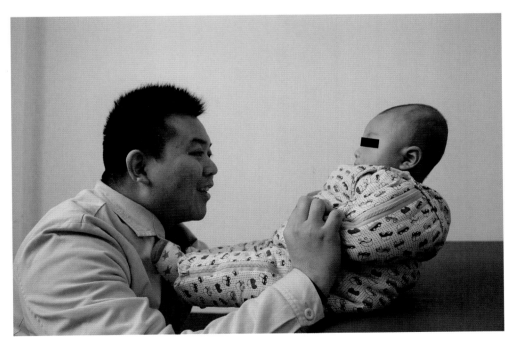

图 6-1-4　颈屈肌无力导致的头后背训练

拉起训练时，肩关节要稍内收内旋，使协同收缩的胸大肌、胸小肌使用起来，便于主动肌胸锁乳突肌发力。

2.颈伸肌紧张导致的头后背训练

患儿取仰卧位，治疗师托住患儿枕部，或枕下、臀下垫高使患儿呈圆弧形卧姿，以玩具诱导患儿向前下方追视，完成头部屈曲，起到牵拉颈后肌群作用（图6-1-5）。

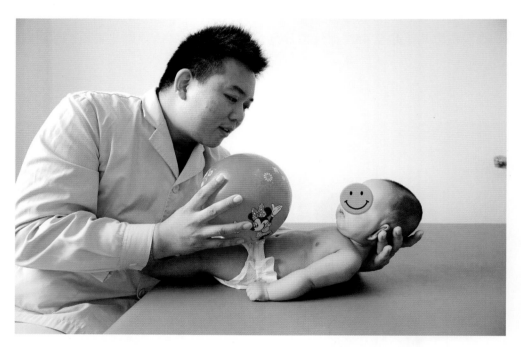

图 6-1-5　颈伸肌紧张导致的头后背训练

训练时，治疗师可用玩具训练患儿眼睛向脚的方向追视，放松使头后伸的枕骨下肌，便于头前屈的完成。

3. 俯卧位抬头训练

①患儿取俯卧位，帮助患儿肘关节在胸前支撑，以玩具或语言逗引患儿抬头，在此过程中，治疗师可在肩关节处加压，以示指托起下颌，帮助患儿俯卧位抬头。

> 注意头高臀低位。

②患儿俯卧于巴氏球上，治疗师扶其双上肢以稳定肩关节，控制巴氏球向前下方，从而诱导患儿主动抬头（图6-1-6）。

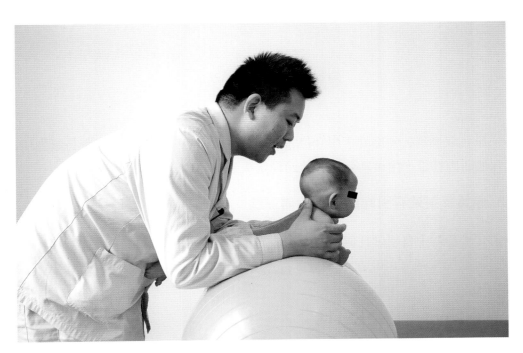

图 6-1-6　俯卧位抬头训练

4. 中立位竖头训练

①患儿坐于巴氏球上，治疗师扶其上肢上举使头颈位于直立状态，以玩具或姿势矫正镜诱导患儿自主用力将头颈保持在中立位（图6-1-7）。

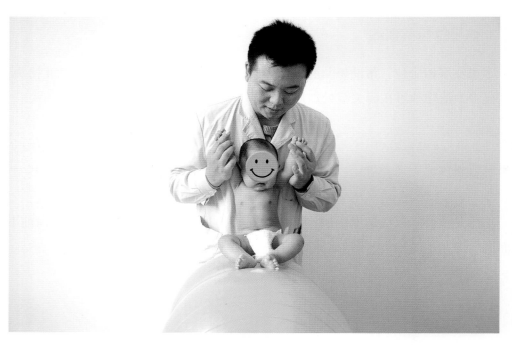

图 6-1-7　中立位竖头训练

②患儿取坐位，颈部处于中立位，治疗师双手由患儿肩部进行缓慢持续加压，使颈部深层肌肉韧带产生被动张力，从而稳定头颈部。

5. 原始反射残存引起的头控障碍训练

①日常活动中自制颈托佩戴，固定头部于中立位。

②利用玩具诱导患儿在中立位进行点头或摇头动作，从而增强头颈部的稳定和控制。

6. 斜颈的训练

找出引起斜颈的障碍所在，如双侧胸锁乳突肌不对称、双侧肩胛提肌失衡等，利用玩具引导患儿主动向健侧运动，以达到牵拉紧张肌肉的目的。

第二节　翻身动作障碍的评估与康复

　　根据粗大运动发育规律，当头控完成后，紧接着躯干的稳定和旋转动作就要开始，翻身动作就顺理成章地出现了。翻身是最早的体位转换动作，更是全身协调性运动的始发站，脊柱回旋是翻身动作中最核心的运动要素，人体的核心稳定也由此开始发育并逐步完善。

　　翻身动作出现之前受原始反射的影响，婴幼儿的主要运动模式以整体对称的姿势为主，没有四肢和躯干的协调运动和分离运动，呈现"牵一发而动全身"的运动状态。随着婴幼儿大脑功能分化的完善及运动中枢发育的成熟，头部和躯干的分离运动及颈部的左右回旋运动开始出现，并逐渐过渡到上肢和躯干的分离；随着上肢功能发育的完善，一侧上肢开始支撑体重（肩关节为主要承重关节），身体重心转向另一侧，出现上肢和脊柱的回旋运动。脊柱回旋运动的出现标志着婴幼儿脊柱的旋肌和腹内、外斜肌的功能得到了很好的发展和使用，整体性的脊柱回旋运动发育的成熟，肩带与骨盆同时进行协调性的轴性回旋运动，能够使婴幼儿很好地完成从仰卧到侧卧的体位转移运动，躯干、骨盆和下肢良好的分离运动和回旋能力能促使患儿由仰卧位翻至俯卧位。

　　如果没有脊柱回旋能力和躯干与四肢的分离运动，其他的一些运动功能就无从谈起，譬如，如果四肢功能发育受限，仰卧位到坐位的转移功能以及高级的平衡功能发育都将得不到发展。翻身动作在婴幼儿粗大运动中是至关重要的，翻身动作发育障碍将成为婴幼儿后续运动发育的绊脚石。

　　本章重点介绍常见的异常翻身姿势模式及影响因素、正确翻身动作所需的运动元素及训练方法。

一、常见的异常翻身动作

　　1.无翻身意识，多见于认知功能障碍或缺乏运动欲望的婴幼儿。

　　2.翻身时头颈应答错误，头颈部过度后伸，阻碍头颈部前屈、侧转启动动作的出现。

　　3.全身伸肌肌群张力过高，屈肌肌群功能及躯干旋转功能受限，翻身时以背部伸肌肌群紧张用力为主，代偿翻身（图6-2-1）。

　　4.肩胛带前伸活动受限，肩关节过度内收内旋，以躯干回旋代偿翻身。

　　5.双下肢交叉或并拢，躯干、骨盆、双下肢无分离运动，无法进行一侧下肢屈曲内收内旋、跨过对侧下肢完成翻身（图6-2-2）。

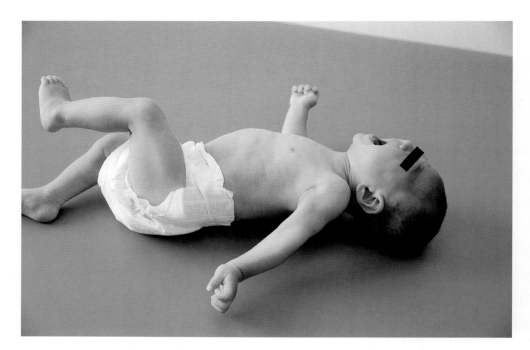
图 6-2-1　全身伸肌肌群张力高的异常翻身动作

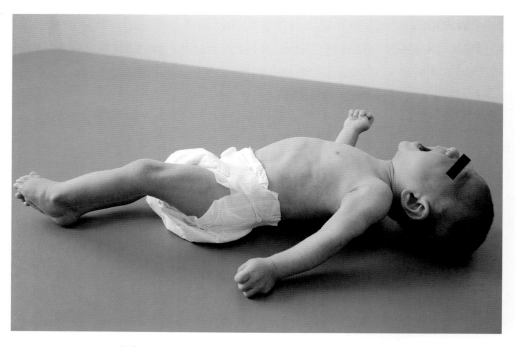
图 6-2-2　全身伸肌肌群张力高的异常翻身动作

6. 一侧肢体瘫痪无法向对侧翻身，常见于偏瘫患儿。

> 颈部前屈和侧屈的肌肉：胸锁乳突肌、斜方肌、斜角肌、颈长肌、头长肌、头前直肌、头侧直肌。
>
> 躯干侧屈和旋转的肌肉：胸大肌胸骨部肌束、大圆肌、背阔肌、肩胛下肌、腹内外斜肌。
>
> 肩胛带上提的主要肌肉：肩胛提肌、斜方肌上部肌束。
>
> 肩关节内收内旋的肌群：胸大肌胸骨部肌束、大圆肌、背阔肌、肩胛下肌。
>
> 肩胛带前伸和上回旋的肌群：胸小肌、前锯肌、斜方肌的上下部和前锯肌的下部。
>
> 髋关节屈曲的主要肌肉：髂腰肌、缝匠肌、股直肌、耻骨肌。
>
> 髋关节内收内旋的肌群：耻骨肌、长收肌、短收肌、大收肌、臀中肌、臀小肌前部肌束。

二、翻身动作所需运动元素

（1）头颈部向前屈并侧转，为翻身运动做启动动作。

（2）躯干向翻向侧进行旋转启动。

（3）肩胛带向翻向侧的前伸和肩关节的屈曲内收。

（4）对侧的髋关节进行屈曲、内收、内旋，跨过翻向侧下肢，完成翻身动作。

（5）翻至俯卧位时，双上肢能够在胸前进行肘部支撑。

> 参与完成躯干侧屈旋转的主要肌肉与躯干运动方向：翻身侧腹侧屈肌（腹内、外斜肌，腹直肌）和背侧脊柱伸肌（竖脊肌）的上固定收缩。翻向侧的屈、伸肌肉起调控体侧屈运动的速度和幅度。脊柱（回旋）动作是头、颈、脊柱、骨盆绕垂直轴回旋。翻向侧的胸锁乳突肌的下固定收缩使头转动；翻向侧腹内斜肌和对侧腹外斜肌的上固定收缩使躯干（脊柱）回旋；翻身侧臀大肌的远固定收缩使骨盆向对侧转动。

三、常用的训练方法

1. 翻身动作中头颈部前屈、侧屈的诱导训练

患儿侧卧于巴氏球上，颈部与躯干处于一条直线上，头部处于中立位避免过屈

和过伸，球位于患儿腋下，然后利用玩具作为视觉刺激诱导患儿做颈部侧屈动作，使翻身侧颈部的侧屈肌群能够得到充分拉伸。从而使患儿学习翻身运动中的头部侧屈引导动作（图6-2-3）。

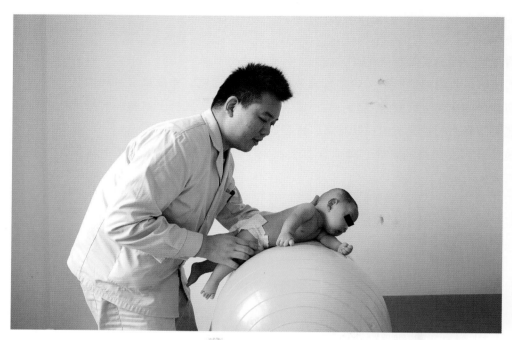

图6-2-3　翻身动作中头颈部前屈、侧屈的诱导训练

2. 翻身动作中肩胛带前伸的训练

患儿俯卧位肘支撑于巴氏球上，治疗师位于巴氏球一侧以一手稳定于患儿一侧肩部，使患儿单侧肘关节支撑于巴氏球上，另一手用玩具诱导患儿另一侧上肢做肩关节前屈动作，同时诱导患儿头部侧转，躯干回旋，之后再回到俯卧位肘支撑体位，以同样方法训练另一侧，反复交替训练患儿肩胛带前伸。若完不成可先在患儿肘部或手部给予一定辅助。

3. 翻身动作中躯干的侧屈和旋转训练

患儿侧卧位在巴氏球上，头、颈、躯干、下肢处于一条直线，治疗师一只手置于患儿附着侧下肢起稳定作用，另一只手置于患儿对侧臀部。通过对球的控制，向翻身侧斜下方进行缓慢弧形运动，诱导患儿主动进行躯干的旋转。

4.翻身动作中骨盆的旋转与下肢的屈曲和内旋训练

患儿侧卧位在巴氏球上，头、颈、躯干、下肢处于一条直线，治疗师稳定患儿的头部和肩部，通过控制球的运动，诱导患儿主动进行骨盆旋转及上侧下肢的屈曲、内收、内旋，完成翻身。

5.连续翻身训练

连续翻身是对体轴回旋能力以及躯干功能发育成熟的肯定，应该重视连续翻身动作的建立。

患儿取仰卧位，头枕于平衡步踏上，利用玩具诱导患儿面向翻向侧，头颈向翻向侧侧转启动，翻身侧上肢越过身体中线抓取玩具，通过肩胛带的前伸带动躯干向翻向侧旋转，翻身侧下肢屈曲内收内旋跨过翻向侧下肢完成翻身至俯卧。再诱导头颈及上肢向身体后侧运动，带动躯干向身体后方回旋，翻向侧下肢做外展外旋，完成俯卧到仰卧，连续进行该项训练，帮助患儿学习连续翻身动作（图6-2-4）。

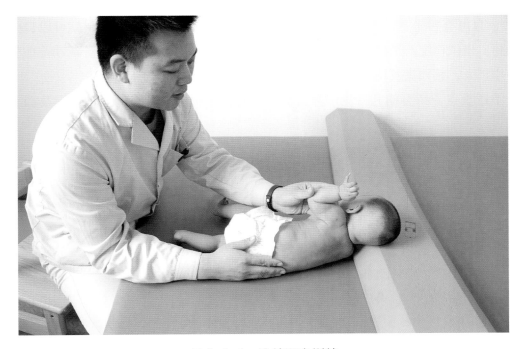

图 6-2-4　连续翻身训练

第三节　独坐障碍的评估与康复

婴幼儿姿势运动的发育过程其实是身体抗重力的过程,从抬头、翻身再到坐、站、行走,都是随着婴幼儿身体的抗重力屈曲活动与抗重力伸展活动逐渐发育,不断克服地心引力,从水平位逐渐发育成直立位。坐位是抗重力发展中的重要阶段,在儿童运动及认知发育史上起着里程碑式的作用。直腰坐位的完成标志着婴幼儿脊柱开始形成第二个生理弯曲,即胸椎前突,同时在自身重力的作用下脊柱周围深层韧带如前纵、后纵韧带的被动张力也会增强,给脊柱的稳定与直立打下坚实的基础。俗话说:"站如松,坐如钟",良好的脊柱抗重力及稳定性为站立与步行创造有利条件,对平衡功能的发展和核心肌群的发育起着重要作用;同时婴幼儿从仰卧位到坐位,身体直立的同时视觉范围也扩大了,可以感触到更多外界事物,对感知认知的发育具有重要意义。

婴幼儿坐位发育经过以下几个阶段:新生儿期,呈现躯干前倾紧贴下肢的全前倾姿势;2~3个月,躯干慢慢直立稍离开下肢,半前倾坐;4~5个月时,可以扶腰坐;6~7个月可直腰坐;8个月可以扭身坐,拿身体侧方玩具;9个月后,就可以自由坐位玩耍。坐位稳定及平衡发育充分后,患儿就具备了站立行走的条件,活动范围就更进一步扩大,感知觉及认知就会得到质的飞跃。

本章重点介绍婴幼儿常见的异常坐位姿势,分析独坐所需的运动元素及训练方法。

一、常见的异常坐位姿势及分析

1. 坐位支撑面窄,患儿呈骨盆后倾

患儿长坐位时由于双下肢肌张力增高,髋关节屈曲内收内旋、膝关节屈曲,骨盆后倾,重心落于坐骨结节后缘,导致支撑面变窄,躯干出现代偿前屈。长期躯干前屈,腹肌功能受限,腹内压低,进一步加重躯干前倾。通常见于痉挛型双瘫患儿(图6-3-1)。

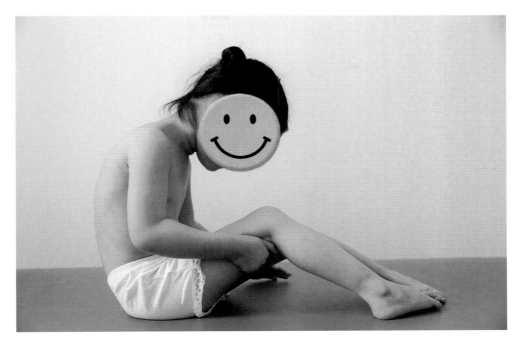

☺ 6-3-1 痉挛型双瘫患儿的异常坐姿

2. 坐位支撑面广，患儿呈骨盆、躯干前倾

患儿长坐位时由于躯干姿势肌不能以适度的张力保持平衡和（或）髋带肌群肌张力低下，骨盆、躯干前倾，无法坐直。如内大收肌在坐位时对维持骨盆稳定直立起重要作用，在直腰坐的过程中，内大收肌犹如两个扇形支架将骨盆托起。内大收肌肌力低的患儿缺少了三脚架的支持而无法保持骨盆直立，导致骨盆前倾。多见于肌张力低下型患儿。

3. 核心稳定差，独坐不稳

患儿长坐位时由于中轴骨稳定性差，躯干无法保持在中线位上的控制，姿势肌肌张力不稳定，无法保持正常的坐位。多见于不随意运动或共济失调型运动障碍。

4. 坐位支撑面偏向一侧，骨盆侧倾

患儿长坐位易向一侧倾斜，重心大部分负荷于一侧臀部，喜欢取侧坐姿势。多数见于偏瘫患儿（图 6-3-2）。

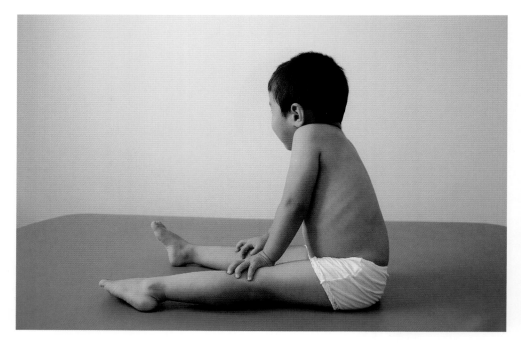

图 6-3-2　坐位支撑面偏向一侧，骨盆倾斜

二、独坐所需运动元素

1.作为坐基的髋带以适度的张力保持骨盆直立平衡。

2.躯干姿势肌以适度的张力保持躯干直立平衡。

3.躯干的回旋，即躯干与肩胛带、骨盆的协调运动出现。

参与坐位的主要肌肉

1.使躯干前屈的肌肉：腹直肌、腰大肌等。

2.使躯干后伸的肌肉：竖脊肌、臀大肌、背阔肌等。

3.使躯干侧倾的肌肉：腰方肌等。

4.使骨盆前倾的肌肉：髂腰肌、股直肌、骶棘肌等。

5.使骨盆后倾的肌肉：腹直肌、股二头肌等。

6.使骨盆侧倾的肌肉：臀中肌、臀小肌。

三、独坐训练

1. 躯干伸展训练

（1）患儿俯卧于巴氏球上，治疗师双手放于患儿髋部，以起到稳定和保护的作用，以玩具引导患儿双上肢向前上方抓物，诱发躯干伸展，类似"燕儿飞"动作（图6-3-3）。

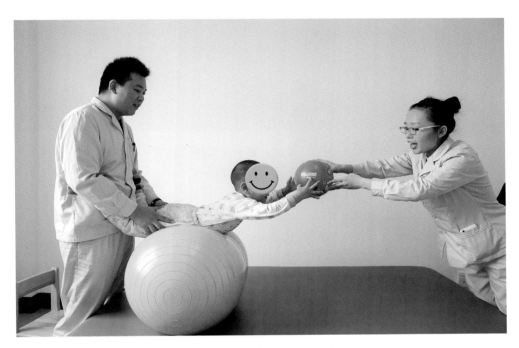

图 6-3-3　躯干伸展训练

（2）患儿处于端坐位（也叫椅坐位），椅高以保持髋、膝、踝关节呈 90°为宜，双膝之间距离与肩同宽。利用球及玩具引导患儿向各方向抓物，要求患儿臀部不离开椅面，促进躯干及骨盆的自我调节（图6-3-4）。

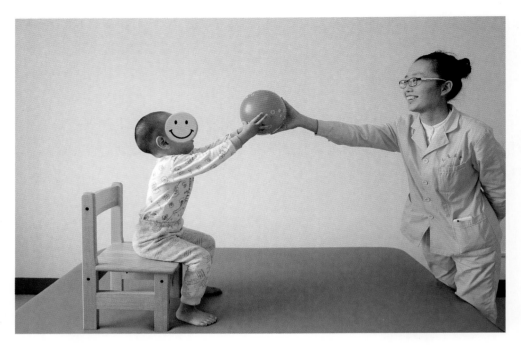

图 6-3-4　骨盆、躯干前倾矫正训练

面对姿势矫正镜加入视觉诱导效果更好。

（3）患儿取双膝跪位于治疗台前，治疗师位于患儿侧方，一手放于患儿腹部，一手放于患儿足踝或臀部，给予适当的感觉输入，并配合语言、视觉刺激，引导患儿主动完成骨盆直立（图6-3-5）。

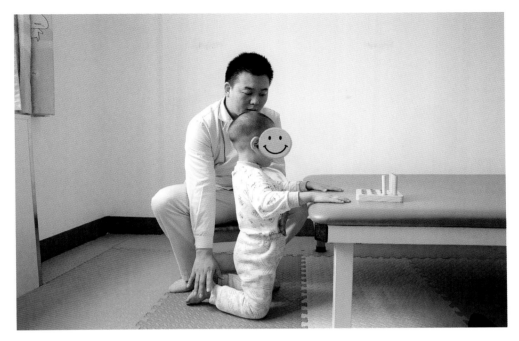

图 6-3-5　引导患儿完成骨盆直立

（4）患儿取长坐位于楔形垫上，治疗师在患儿后方将双手置于患儿膝关节上方并固定双侧大腿，家长或另一治疗师在前上方使用玩具逗引患儿，诱导患儿抓取玩具，患儿会调动自身保护机制使大腿内收肌及腹直肌完成等长及离心收缩，使身体回到中线位完成躯干直立。

> 患儿大腿处于中立位或可稍内收内旋，治疗师在患儿大腿处加压要用力，形成闭锁链，便于患儿腰腹部肌肉及大腿内收肌发力。

2. 骨盆后倾矫正训练

患儿取长坐位于楔形垫上，治疗师在患儿后方将双手置于患儿膝关节上方，并给予适度的压力，尽量使膝关节伸展，保持双髋呈外展、外旋位，通过诱导患儿左右重心转移，达到缓解腘绳肌、内收肌痉挛的目的（图 6-3-6）。

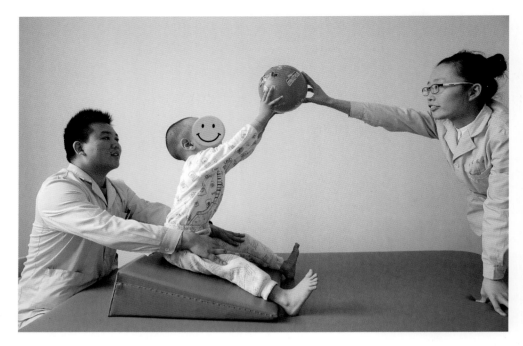

图 6-3-6　骨盆后倾矫正训练

3. 核心稳定差，独坐不稳矫正训练

患儿端坐于巴氏球上，治疗师双手固定患儿躯干，帮助患儿躯干直立并给予垂直向下的节律性挤压，帮助其树立正确的运动认知，达到坐位训练的目的。

4. 骨盆侧倾矫正训练

患儿取坐位，治疗师利用玩具诱导患儿重心向患侧转移，训练患儿患侧骨盆负重，使患侧躯干得到拉伸，加强患侧肢体、躯干、骨盆的运动认知。

第四节　爬行障碍的评估与康复

爬行运动通常分为腹爬和四爬，四爬即手膝位支撑爬行，本节重点介绍四爬。爬行运动是婴幼儿又一个全身的协调性运动，看似一个简单的爬行运动，却能将婴幼儿的认知、姿势控制、协调移动充分联系在一起。爬行运动的完成是婴幼儿移动能力发育成熟的开始，真正意义上克服重力对身体的影响。爬行运动时四肢稳定的支撑使腹部离开地面，表明躯干核心部分功能逐渐成熟，四肢及躯干的前后左右重心转移和单侧支撑能力日益完善，平衡、协调能力以及肢体分离运动迈上一个新台阶。

爬行运动可以促进婴幼儿感知觉的发育，增强对空间位置感的判断和认识，所以要重视爬行训练，避免爬行运动的缺失对婴幼儿生长发育造成不必要的影响。比如爬行运动缺失会造成前庭功能发育不良，引起感觉统合失调，从而影响运动、学习及生活。

一、常见的异常爬行姿势及原因分析

（1）缺乏对爬行运动的认知能力，没有爬行的动机和欲望。

（2）四爬位保持短暂，稳定能力差

肩胛带的稳定与自由屈伸能力、髋关节的稳定与自由屈伸能力不足，不能稳定地支撑躯干离开地面。

（3）偏瘫样四爬

肩胛带及髋带、骨盆的稳定性不足，患侧肢体不能完成支撑及左右重心转移。

（4）兔跳样四爬

常见于双下肢分离运动受限，肢体协调功能受限，如内收肌群肌张力增高，不能有效地进行下肢交替屈伸运动。

（5）髋关节外展位代偿爬行

髋屈肌肌群紧张，伸肌肌群功能受限，导致爬行时髋关节过度屈曲，身体重心后移，下肢支撑面明显扩大，从而限制髋关节的自由屈伸运动，靠髋关节外侧的外展肌群来过度外展代偿，完成向前移动（图 6-4-1）、（图 6-4-2）。

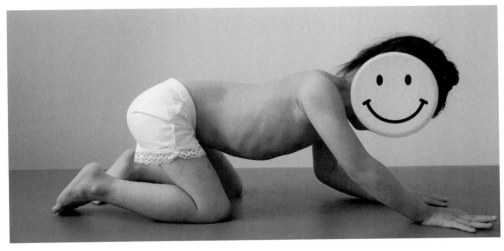

图 6-4-1　髋关节外展位代偿爬行

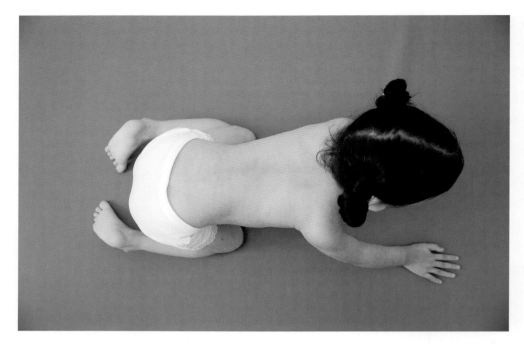

图 6-4-2　髋关节外展位代偿爬行

二、手膝位四爬运动所需运动元素

1. 肩胛带的稳定和前伸。

2. 肩关节的屈伸。

3. 肘关节的屈伸。

4. 躯干控制稳定及侧转。

5. 髋关节的稳定及屈伸。

6. 膝关节的屈伸。

7. 具备爬行的动机和欲望

　　肩关节、髋关节的支撑稳定，躯干姿势肌，尤其是腹肌以适度张力保持稳定离地，使患儿获得前后左右重心转移及单侧肢体负重能力，自动态平衡能力建立完善。

三、四爬运动训练

1. 侧坐位至四爬位体位转换训练

患儿取侧坐位，负重侧上肢支撑于身体侧方治疗台，治疗师帮助稳定肩关节，在负重侧前方放置玩具，诱导患儿对侧上肢主动抓取玩具至臀部抬起，训练患儿上肢的支撑能力及由侧坐位向四点跪位转换的能力，为四爬运动做准备。

2. 上肢支撑能力训练

患儿取双膝跪位，跪于平衡垫前，双手支撑于平衡垫上，逐渐降低平衡垫的高度，使患儿身体重心前移，增加双上肢的负重能力，最终达到四点支撑位。在双上肢支撑完善后，在患儿前上方使用患儿感兴趣的玩具，诱导患儿一侧上肢抓取，通过改变玩具的位置训练患儿单侧上肢动态支撑能力和重心转移能力。

> 双侧交替练习，注意患儿的情绪，利用患儿感兴趣的玩具调动患儿的动机和欲望。

3. 四爬位重心转移训练

患儿取四点支撑位，治疗师于患儿后方，双手放置于患儿髋关节两侧，然后辅助患儿进行前后、左右的重心转移训练，为患儿交互性四爬运动做充分的准备工作（图6-4-3）。

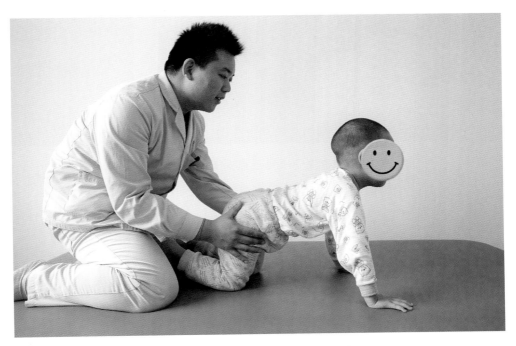

☺ 6-4-3　四爬位重心转移训练

注意不能紧抓患儿髋部，避免引起紧张。

4. 三点支撑训练

患儿取四点支撑位，治疗师位于患儿后方，一手放置于一侧髋关节外侧起稳定作用，另一只手托起患儿一侧下肢使其向后充分伸展，然后使其进行前后动态性运动（双侧下肢交替练习），训练患儿三点支撑能力，为爬行运动做准备（图6-4-4）。

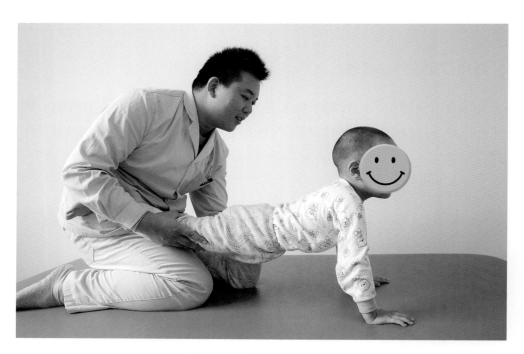

图 6-4-4　三点支撑训练

5. 爬行训练

患儿取四爬位，一侧上肢在治疗师的诱导下向前抓物，使身体重心前移，抓物侧上肢支撑后，治疗师辅助其对侧下肢屈曲前移，两侧肢体交互训练。通过反复训练输入正确的爬行模式，帮助患儿学会爬行（图6-4-5）。

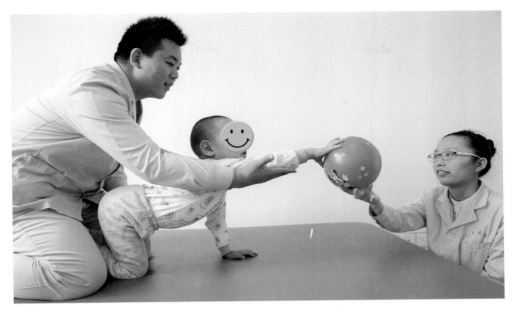

图 6-4-5　爬行训练

6. 悬吊下爬行训练

　　治疗师利用悬吊系统，让患儿腹部置于悬吊带上，前方放置玩具，诱导患儿抓取，通过减重使患儿更易出现交互性爬行动作，为其输入正确的爬行模式（图 6-4-6）。

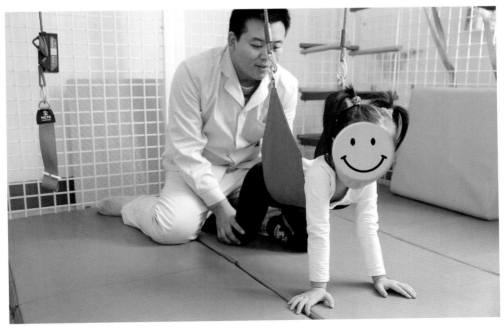

图 6-4-6　悬吊下爬行训练

第五节　跪立障碍的评估与康复

　　跪立位是婴幼儿从"四爬"模式过渡到"直立"模式的中转站和桥梁，跪立位的完成标志着躯干、骨盆直立及平衡协调能力的发育完善。骨盆在跪立位中起到了承上启下的作用，它向上撑起躯干保持上身的稳定，向下承担着髋部与下肢的稳定，骨盆运动在维持人体的动态平衡方面起着决定性作用。在婴幼儿完成四爬，但未达直立行走之前，跪走是他们两点移动的运动方式。跪走要求骨盆必须充分伸展，双下肢充分分离，在完成跪走的过程中，骨盆的动态稳定、下肢的交替屈伸、躯干的动态平衡逐渐得到建立，为独站、直立行走提供条件。

一、常见的跪立位异常姿势及分析

1.跪坐式跪立

　　髋关节屈曲紧张或臀肌收缩无力，无法保持骨盆直立，不能完成跪起，患儿跪坐在腿上或身体向前倾倒（图6-5-1）。

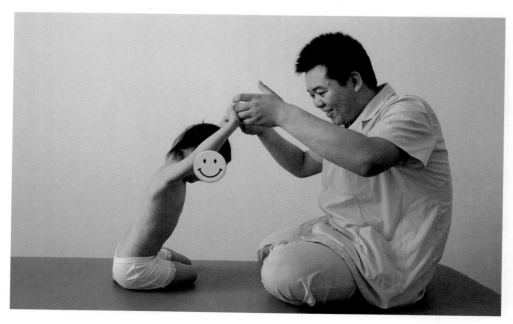

图6-5-1　跪坐式跪立

2. "W" 式跪立

①髋关节紧张内收、内旋、两膝分离困难，呈 "W" 跪位。多见于双下肢肌张力增高的患儿。

②内大收肌或髋带肌群无力，髋关节不能内收，呈 "W" 跪位。多见于双下肢肌张力低下的患儿。

3. 跪立不稳

躯干姿势肌不能保持适度的张力维持躯干的稳定，需要靠双手扶持。

4. 偏瘫式跪立

躯干、骨盆侧倾，跪位时重心向健侧偏移（图 6-5-2）、（图 6-5-3）。

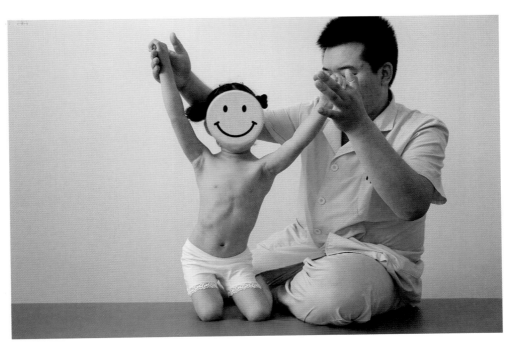

图 6-5-2　偏瘫式跪立

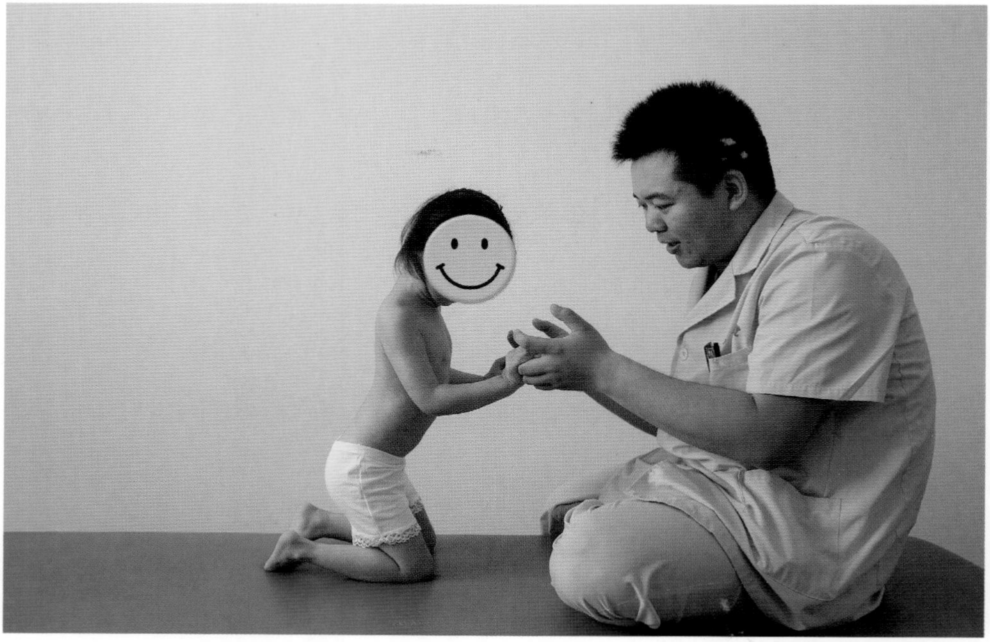

图 6-5-3 偏瘫式跪立

二、跪立位所需运动元素

（1）髋关节充分伸展，臀部肌肉以适度的张力保持骨盆直立平衡。

（2）髋关节保持外展外旋，使两膝距离与肩同宽。

（3）躯干姿势肌以适度的张力保持直立平衡。

参与跪立位稳定的肌肉有

1. 使骨盆稳定伸展的肌肉有：腹直肌、髂腰肌、骶棘肌、臀大肌、臀中肌、臀小肌等。

2. 使躯干稳定伸展的肌肉有：腹直肌、腹内外斜肌、腰方肌、竖脊肌等。

三、跪立位训练

1. 四爬位到跪立位的转换训练

患儿取四爬位于肋木前，治疗师引导患儿双上肢攀爬肋木，使髋关节及躯干伸展、骨盆直立，完成四爬位到跪立位的转换。

2.输入正确的跪立位姿势认知

①患儿取跪位，双足并拢，双髋外展，保持双膝距离略宽于肩，治疗师位于患儿侧方或后方扶持患儿两侧髋部，或一手托住臀部，一手抵住胸部，帮助保持正确的直跪姿势，使髋部充分伸展（图6-5-4）。

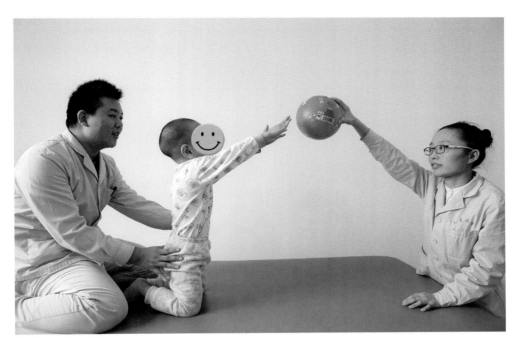

图 6-5-4　跪立位训练

②上肢功能较好的患儿可自行抓住椅子等物维持躯干稳定。

③躯干控制能力较强的患儿可跪在沙发前面或椅子前面有目的地玩耍，使其身体获得较多依靠，易于达到跪立保持。

> 注意一个细节：跪立位时，双足并拢，双膝距离与肩同宽，髋关节处于外展外旋位，在骨盆直立的过程中，不仅臀大肌得到锻炼，维持骨盆左右稳定的臀中肌等也会得到充分收缩，更利于骨盆稳定。

3.悬吊系统下的跪立位训练

利用悬吊系统，让患儿双手抓握支撑装置，进行前后、左右移动，训练跪立位重心转移及核心肌群力量。

4.跪立位行走训练

当患儿自行保持跪立位时，治疗师可诱导患儿使用助行器或悬吊系统，完成双膝跪立位行走（图6-5-5）、（图6-5-6）。

> 如果患儿骨盆前倾，选择后置助行器，使其拉着助行器行走；如果患儿骨盆后倾，选择前置助行器，使其推着助行器行走。

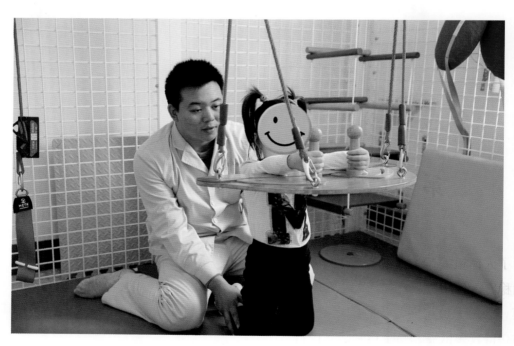

◎ 图6-5-5　悬吊系统下的跪立位训练

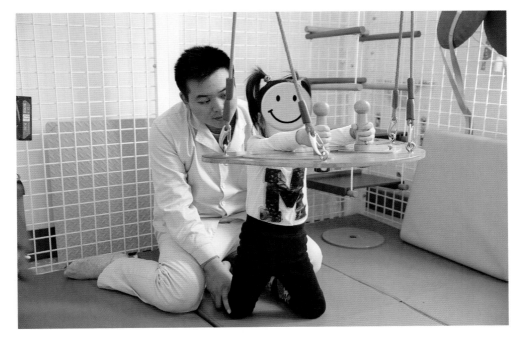

图 6-5-6　悬吊系统下的跪立位训练

第六节　站立障碍的评估与康复

人体抗重力能力发育是由低位到高位。随着爬行、跪立位的完成，直立行走就成了人体粗大运动中最后也是最重要的一步。稳定的站立是行走的基础，只有具备正确稳定的站姿，才能完成行走。虽然站立是静态的，但是需要全身的骨骼、肌肉、筋膜、韧带等相互协作来稳定和维持站立姿势，因此，站立技能的获得是身体平衡能力的一次飞跃。

学会站立后，随着身体重心的提高，视觉范围得到更广泛的扩展，全方位的视觉刺激可以提高认知和感觉统合能力；同时还可以促进机体如呼吸、消化、心血管等系统功能的发育。

一、常见异常站立姿势及分析

（1）无法完成由跪立位到站立位的转换。

（2）躯干难以保持直立平衡。

（3）髋关节屈曲、内收内旋，躯干前倾，足外翻或内翻，难以保持站立平衡。

（4）膝关节紧张屈曲或过伸，无法保持站立平衡（图6-6-1）。

（5）踝关节紧张跖屈，站基缩小，足弓发育不完善导致足变形，难以保持站立平衡（图6-6-1）。

（6）立位平衡反应发育不成熟。

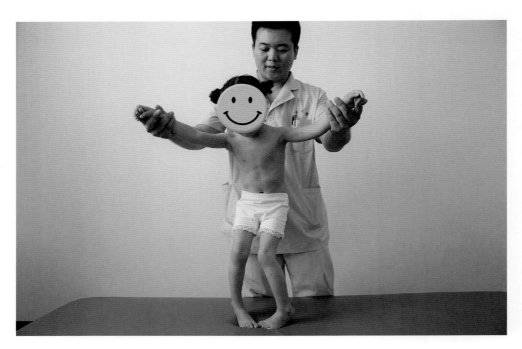

◎6-6-1　异常站立姿势

二、站立所需运动因素

（1）躯干姿势肌以适度的张力保持直立平衡。

（2）髋关节充分伸展，臀部、腹部肌肉以适度的张力保持骨盆直立平衡。

（3）膝关节以适度的张力保持伸展位平衡。

（4）作为站基的踝和足以适度的张力保持前后左右的平衡。

三、站立位训练

1. 坐位至站立位转换训练

患儿取椅坐位，治疗师位于患儿前方，双手扶于患儿膝关节处。诱导患儿重心前移，使膝关节逐渐超过足尖，完成站立。可利用椅子的高低调整难易程度（图6-6-2）。

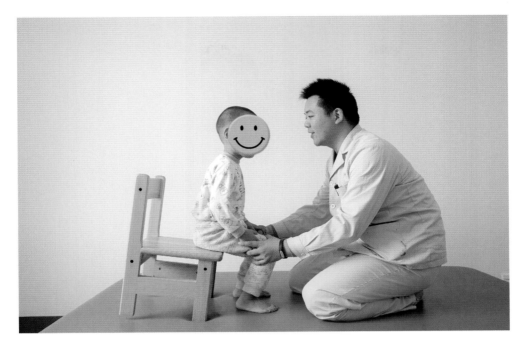

图 6-6-2　坐位至站立位转换训练

2. 跪立位至站立位转换训练

患儿取跪立位于肋木前，双手抓握肋木，治疗师位于患儿后方，一手置于患儿髋关节处，引导患儿将重心转至一侧下肢，完成双膝跪位转换至单膝跪位，再到站立位。

3. 立位平衡训练

患儿站于平衡板或平衡半球上，治疗师双手扶于患儿髋关节处，诱导患儿做前后、左右重心转移，促进立位平衡功能的建立（图 6-6-3）。

4. 单腿支撑负重训练

患儿取站立位，治疗师站在患儿背后，诱导患儿一侧下肢抬高，另一侧下肢负重，两侧下肢交替训练。治疗师可结合患儿功能情况给予适当辅助，训练患儿单侧负重及重心转移（图 6-6-4）。

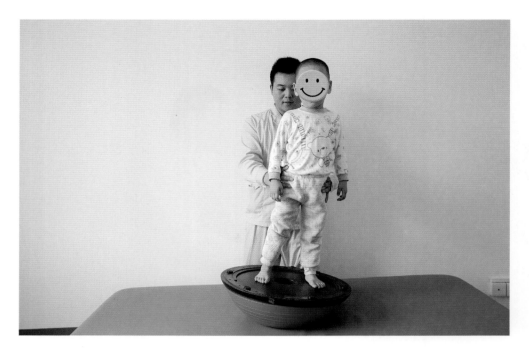

图 6-6-3　立位平衡训练

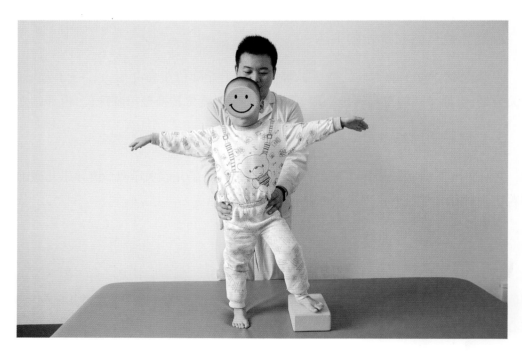

图 6-6-4　单腿支撑负重训练

第七节　行走障碍的评估与康复

　　行走是头控、翻身、坐、爬、跪、站等运动水平的综合体现，也是儿童运动康复中家长的最终期望。行走姿势的好坏是衡量儿童生活质量的重要指标，只有具备独立行走能力后，儿童才能更好地去探索世界。

　　行走是关节运动能力、肌肉活动能力、神经控制和平衡协调能力、参与运动的感知和认知水平、任务和环境因素整体调控能力的体现。人体是一个运动链，运动功能的发展发育更是一环扣一环，一旦某一环节出现问题，整个人体的姿势和平衡能力都会受到不同程度的影响。面对行走姿势异常的患儿，站，跪，爬，坐，甚至翻身、头控的完成情况都将纳入考量的范围。

一、常见行走异常姿势及分析

1. 交叉尖足步态（图 6-7-1）

　　主要是由于内收肌、髂腰肌、腘绳肌、小腿三头肌肌张力增高所致，同时伴随

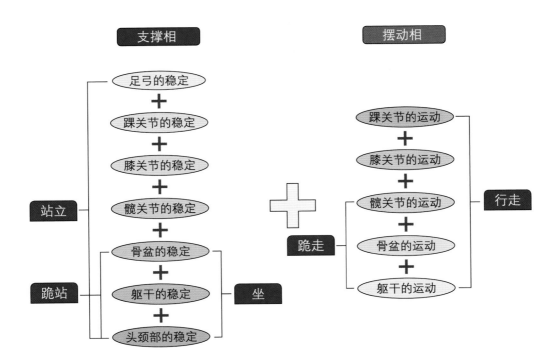

髋关节外展功能受限。此类患儿多存在站基变窄，支撑面缩小，从而影响躯干骨盆运动的发育。多见于痉挛型双瘫患儿（图 6-7-1）。

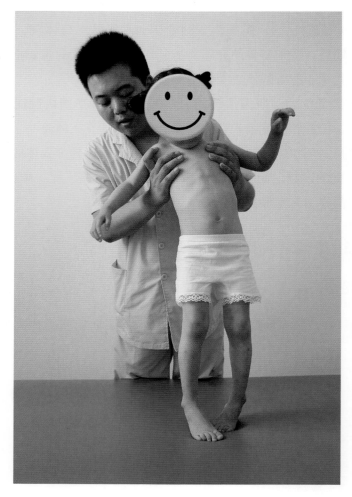

◎6-7-1　交叉尖足步态

2. 偏瘫步态

主要由于一侧肢体关节运动功能和稳定控制能力受限，患侧肢体负重能力弱于健侧、重心转移能力不足，以及足背屈功能受限等原因，导致患儿利用髋关节外侧肌群（缝匠肌）和躯干的过度侧屈代偿完成患肢的摆动，从而出现步行时双侧肢体运动不协调、不对称。

3."外八"或"内八"步态

常由于患儿全身肌张力低，尤其是深层核心肌群张力不足，立位时表现为躯干松软塌陷，步行时，躯干直立稳定性差，步宽加大，支撑面扩大，足弓塌陷，双下肢完成足廓清动作时，呈"外八"或"内八"步态。

二、行走所需运动元素

（1）躯干姿势肌以适度的张力保持直立平衡，臀部、腹部肌肉以适度的张力保持骨盆直立平衡。

（2）髋关节交替内收外展，协同骨盆轻微侧转，完成身体重心左右转移。

（3）骨盆交替旋转，带动髋关节交替屈伸。

（4）膝关节交替屈伸。

（5）踝关节交替背伸、跖屈。

（6）肩带交替前伸、后缩，带动肩关节和上肢前后摆动。

三、行走训练

1.肌力训练

①蹲起训练：增强下肢力量及髋、膝、踝关节的控制能力（图6-7-2）。

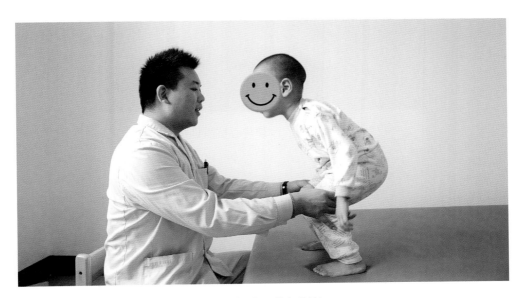

图 6-7-2 蹲起训练

婴幼儿运动障碍评估与康复

②沙袋背心抗阻训练：通过佩戴沙袋背心给予躯干加压，加强核心肌群的张力，提高躯干的稳定性，达到改善步态的目的。沙袋的重量以患儿能够承受为宜，并随着肌力的增加逐渐调整沙袋的重量（图6-7-3）。

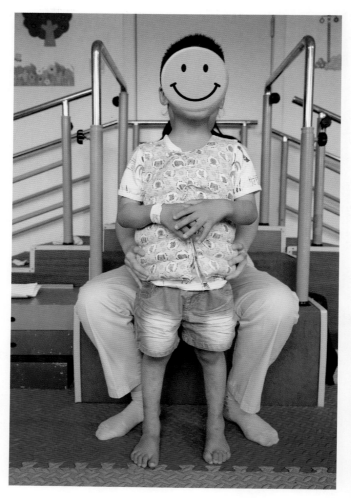

图 6-7-3　沙袋背心抗阻训练

2. 下肢肌肉放松训练

主要是对内收肌、腘绳肌、小腿三头肌的放松。内收肌与腘绳肌放松训练方法请参考本书独坐训练一章。

小腿三头肌放松方法：

①患儿于站立架上，使患儿在正确生物力线下负重。

②患儿取椅坐位，利用玩具诱导患儿主动完成足背屈动作。

由于下肢肌张力高引起的交叉尖足步态患儿，尽量避免过早训练步行，要针对患儿目前的坐位、爬行、跪位及站位发育水平进行评估，遵循婴幼儿运动发育规律，制订符合患儿功能水平的训练计划，切记不可跳跃式训练。

3. 步行认知输入训练

患儿取站立位，治疗师双手置于患儿髋部，协助主动进行左右重心转移以及骨盆旋转，输入正确的运动模式，引导其正确迈步（图6-7-4）。

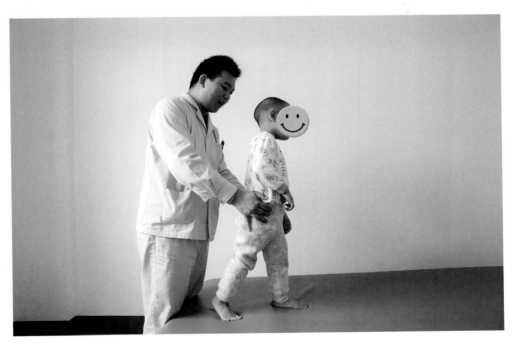

图 6-7-4　步行认知输入训练

4. 利用下肢康复机器人步行训练

将患儿置于下肢康复机器人跑台上，穿戴好步行装置，根据患儿功能情况，选择完全减重、部分减重或一侧减重，给患儿输入正确步行模式，重塑力线，纠正异常步态（图6-7-5）。

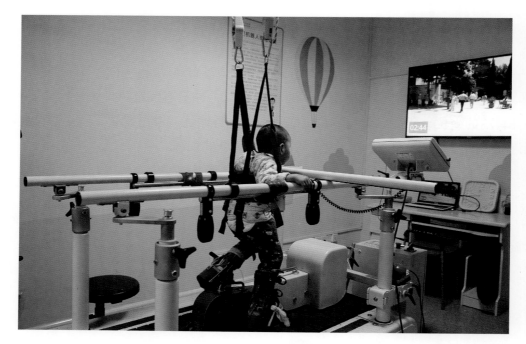

图 6-7-5　步行训练

第七章　上肢功能障碍的评估与康复

　　婴幼儿时期是上肢功能发育的重要阶段，在这个时期，患儿要学会翻身、上肢支撑、伸手取物、姿势转移、进食、配合穿衣等，因此，上肢功能的发育对今后日常生活活动能力至关重要。

　　上肢运动包括肩胛带、肩关节、肘关节、前臂、腕关节和手的活动，上肢功能发育成熟体现在精细动作能力的建立和完善。上肢功能的发育与躯干核心稳定、感知觉及认知的发育高度相关，在关注上肢功能的同时，要重视相关因素的功能状态。

　　躯干核心稳定是人体通过对中轴骨的稳定控制来实现的，躯干核心稳定通常理解为躯干和骨盆的稳定。躯干核心稳定与上肢功能发育的关系就像起重机的基底座和吊臂之间的关系，基底座不稳，起重机的吊臂就无法起吊。躯干核心稳定差的患儿，上肢功能的发育会受到极大的影响。

　　感知觉包括浅感觉、深感觉、视觉、嗅觉、听觉等。婴幼儿通过本体觉认识自身上肢的位置及活动，通过视觉、听觉、嗅觉等感知外界的刺激从而与外界产生联系。上肢的主动活动有赖于运动动机和欲望的产生，运动动机和欲望的产生与感知觉、认知的发育有密切联系，认知功能越好的患儿，主动参与越多，疗效越好。

　　综上所述，治疗师在治疗前要对婴幼儿感知觉、认知、神经系统和肌肉骨骼系统进行评估及分析，了解障碍所在；在治疗时首先要做好患儿躯干姿势控制，再诱导上肢主动运动。

一、常见异常姿势分析及训练

1. 肩胛带后缩，肩关节前屈受限

　　主要由斜方肌、菱形肌等肌肉痉挛所致。

【常用训练方法】

（1）患儿取坐位或仰卧位，治疗师使用玩具诱导患儿向身体中线抓取玩具。

（2）患儿俯卧于巴氏球上，治疗师稳定其髋部，另一治疗师在前方用玩具诱导患儿伸手抓取（图 7-1）。

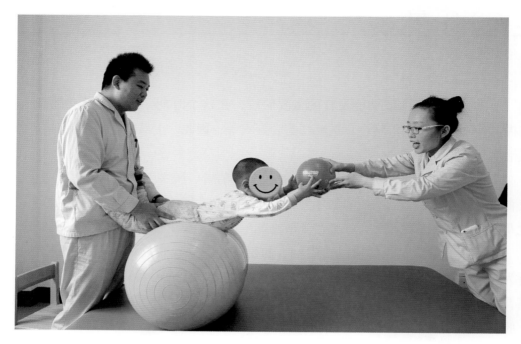

图 7-1　异常姿势训练

2. 肩关节内收、内旋，上肢前屈、外展受限

主要由胸大肌、背阔肌，大圆肌，肩胛下肌痉挛及喙肱肌、三角肌、肱二头肌长头肌力低下导致。

【常用训练方法】

（1）患儿取坐位，治疗师将悬吊带置于其肘关节处，使上肢伸展，玩具放于悬吊带的侧前方，诱导患儿伸手抓取。

（2）患儿取坐位，治疗师嘱患儿用手握住悬吊弹力绳，做上下拉绳动作，利用弹力绳的弹力辅助上肢前屈（图 7-2）。

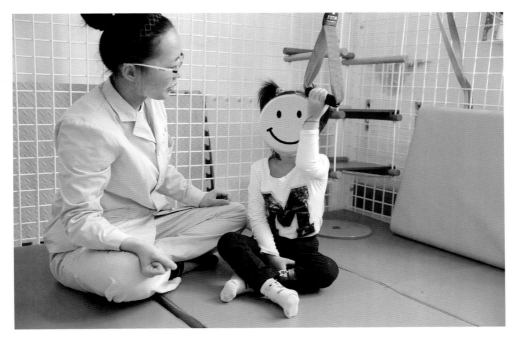

图 7-2　异常姿势训练

3. 肩胛骨活动受限，肩关节前屈、外展受限

肩袖肌群痉挛或稳定性差，肩关节活动时肩肱节律异常，肩胛骨不能完成相应正常角度的运动，导致肩关节活动受限。

【常用训练方法】

（1）患儿俯卧于治疗师的腿上，治疗师用手固定住患儿肩部，用玩具诱使其做伸手向前的动作（图 7-3）。

（2）患儿俯卧于治疗台上，做双手推滚筒的动作（图 7-4）。

（3）患儿取俯卧位肘支撑，做左右、前后重心转移。

（4）患儿俯卧于滚筒上，一手支撑于台面上，治疗师在患儿支撑上肢的肩部施以适当压力，让患儿另一手玩玩具（图 7-5）。

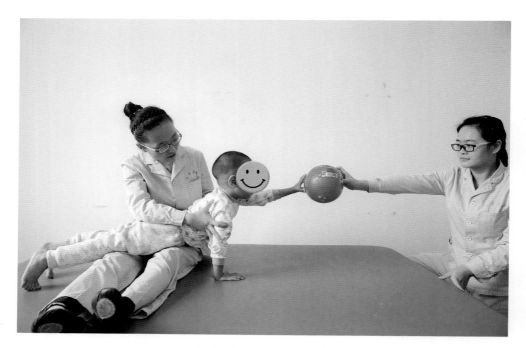

图1-3　异常姿势训练

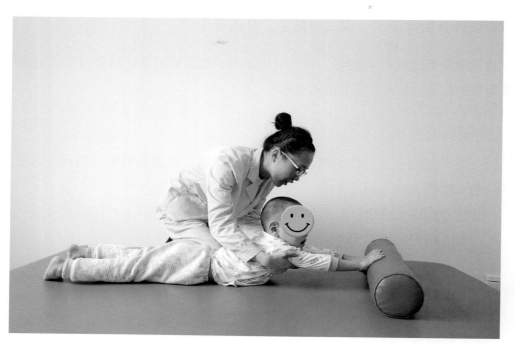

图1-4　异常姿势训练

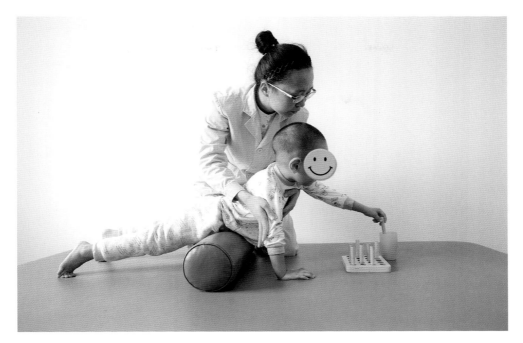

图 7-5　异常姿势训练

4. 肘关节屈曲，伸直受限

肱二头肌、肱桡肌、肱肌痉挛或肱三头肌肌力低下，导致肘关节无法自由伸展。

【常用训练方法】

患儿取坐位，治疗师在前方设立目标，诱导患儿手握质地较硬的物体，伸肘触碰目标（图 7-6）。

5. 肘关节僵直，屈曲受限

肱三头肌痉挛或肱二头肌肌力低，导致肘关节无法自由屈曲。

【常用训练方法】

①患儿取跪立位，使患儿双手放置于正前方的球上，治疗师控制其上臂，嘱患儿做拉球动作，诱导肘屈曲（图 7-7）。

婴幼儿运动障碍评估与康复

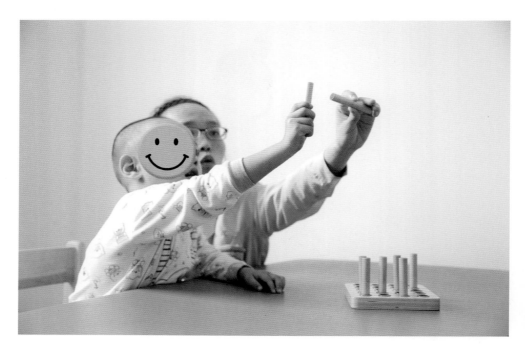

图 1-6 异常姿势训练

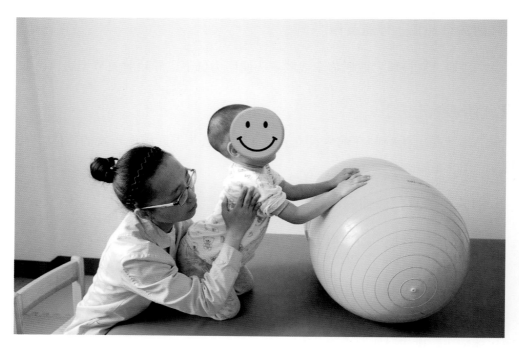

图 1-7 异常姿势训练

②患儿取坐位，治疗师诱导患儿尝试触摸自己的口、耳、头等动作（图7-8）。

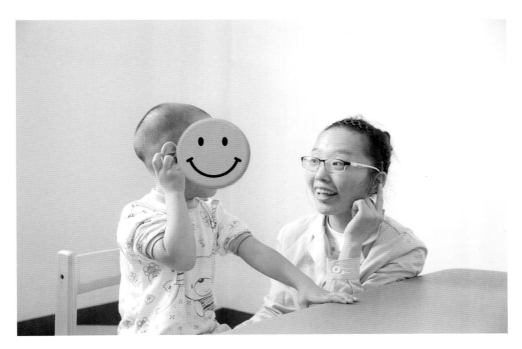

图7-8　异常姿势训练

6. 前臂旋前、旋后功能受限

旋前圆肌及旋前方肌紧张导致前臂过度旋前，或旋后肌无力，旋后功能受限。

【常用训练方法】

①患儿取坐位，治疗师诱导患儿向外侧做拧毛巾、拧门把手等旋转动作（图7-9）。

②患儿取坐位，治疗师嘱患儿拔木钉，通过调整木钉的位置，诱导患儿前臂旋后（图7-10）。

③患儿取俯卧位，肘支撑于巴氏球上，治疗师扶住患儿上臂，做左右侧倾动作，诱导患儿前臂旋后。

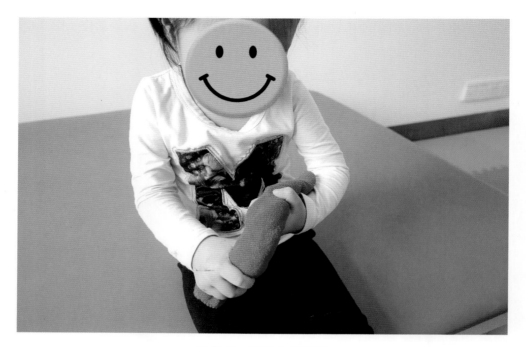

图 1-9　异常姿势训练

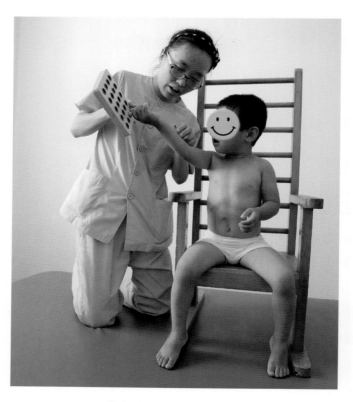

图 1-10　异常姿势训练

7. 腕关节屈曲，背伸受限

主要由桡侧腕屈肌、尺侧腕屈肌、掌长肌痉挛或尺侧腕伸肌、桡侧腕长伸肌、桡侧腕短伸肌肌力减弱导致。

【常用训练方法】

①患儿取俯卧位，治疗师控制患儿上肢，做手支撑动作。注意患儿手指应外展伸直（图 7-11）。

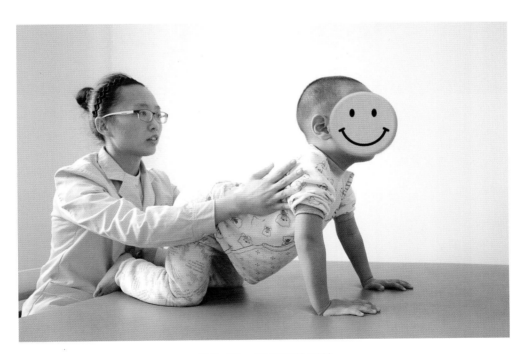

图 7-11　异常姿势训练

②患儿取坐位，治疗师稳定患儿一侧上肢肘关节，手心朝下支撑于体侧，诱导患儿另一手向支撑侧抓取玩具，逐渐增加支撑侧上肢的负重能力（图 7-12）。

③患儿取坐位，治疗师控制患儿前臂于治疗台边，手心向下，用玩具诱导患儿做腕关节背伸的动作，触碰玩具（图 7-13）。

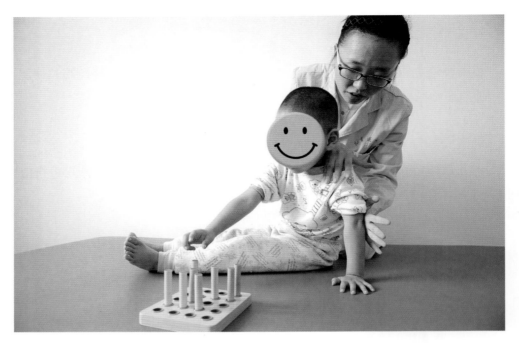

图 7-12　异常姿势训练

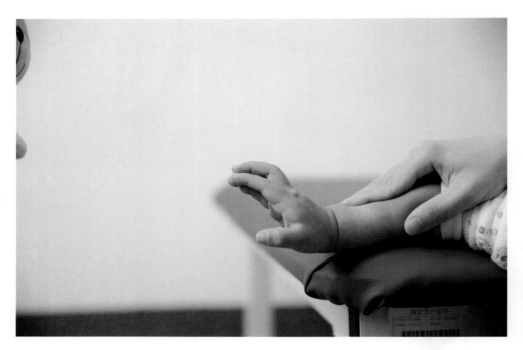

图 7-13　异常姿势训练

④患儿取坐位,治疗师将患儿前臂置于球上并固定,诱导患儿做抬腕拍球动作（图7-14）。

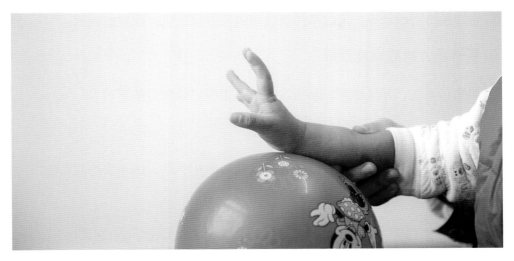

图7-14　异常姿势训练

8.手握拳，伸展受限

主要由指浅屈肌、指深屈肌痉挛及蚓状肌、指伸肌功能差所致（图7-15）。

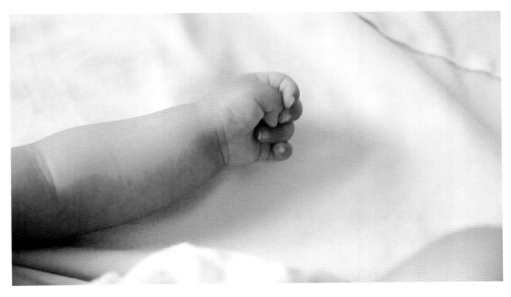

图7-15　异常姿势训练

【常用训练方法】

患儿取坐位，使其一侧上肢做侧方支撑，支撑时手指伸展，治疗师用玩具诱导患儿向侧方倾斜增加负重，用以牵伸指浅屈肌及指深屈肌，刺激蚓状肌。

9.手伸展，抓握功能受限

手部感知觉差，无抓物意识及指浅屈肌、指深屈肌肌力低下。

【常用训练方法】

患儿取坐位，治疗师用表面粗糙的玩具刺激患儿手掌，诱导手部屈肌收缩。

10.拇指内收

拇收肌紧张，拇长展肌、拇短展肌运动认知差（图7-16）。

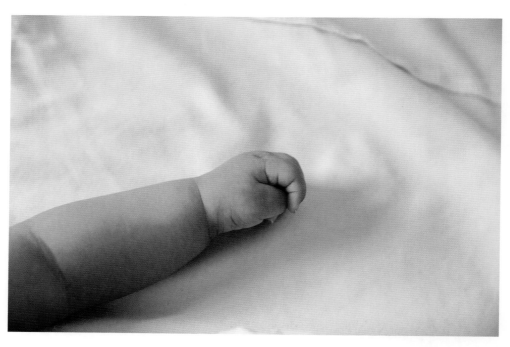

图 7-16　异常姿势训练

【常用训练方法】

①治疗师一手握住患儿的掌指关节，另一手在大鱼际肌群内侧部做轻柔缓慢的旋转动作，放松拇收肌，再利用玩具刺激拇指背侧，诱导患儿拇指伸展（图 7-17）。

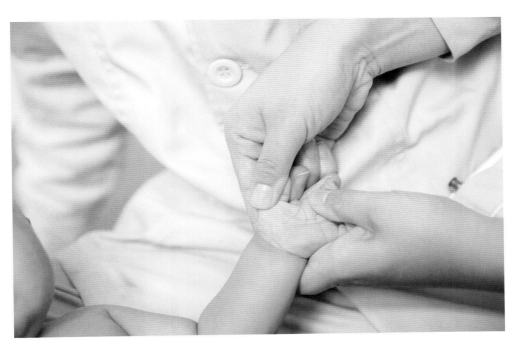

图 7-17　异常姿势训练

第八章 精细运动障碍及日常生活能力的评估与康复

第一节 精细运动障碍的评估与康复

精细运动能力是指手部小肌肉或小肌肉群，在感知觉、注意等方面心理活动的配合下完成特定任务的能力，包括动手操作能力和手眼协调能力，对适应生存及实现自身发展具有重要意义。手的运动是非常精细和复杂的，其功能模式包括力性抓握、精确抓握、对掌运动。正常的手功能抓握包括13种基本形式：悬垂、托举、触摸、推压、叩击、动态操作、球形掌握、球形指尖握、柱形抓握、勾拉、二指尖捏、多指尖捏和侧捏，这些功能帮助我们完成日常生活中的种种活动。

手部技巧对于人类与环境互动的能力非常关键。手经过碰触人或物体而产生动作，手是最常用来完成工作、游戏、进行日常生活活动的工具。完成各种作业活动的效果，取决于手部技巧、人体姿势、认知与感知觉之间复杂的交互影响。手部技巧通常由触觉、本体感觉与视觉提供信息以获得准确性的模式。

一、常见问题及分析

1.上肢呈共同运动模式，手部主动活动受限

上肢在活动时表现为肩、肘、腕关节同时屈伸，并且在腕关节背伸时无法完成手指屈曲，或腕关节掌屈时无法完成手指伸展。常见于偏瘫患儿。

2.中线位活动困难

无法有效地将双手带至中线位，或无法维持双手在中线位完成任务。多由于肩胛带后缩，肩关节前屈受限，或肩胛带稳定性差，或躯干稳定性差，上肢无法分离。

3. 分级动作不佳

又称力量缩放不佳，是指手在抓放物体时无法恰当地调整所需要力量。动作分级不佳通常与触觉异常、肌张力异常及肌力不足有关。

4. 动作进行时机不佳

由于肌张力、肌力及视空间感觉异常，导致无法准确抓握物体。

二、精细运动训练

1. 上肢控制能力训练

患儿取四爬或高爬位，使肩、肘、腕关节处于一条直线上，治疗师将双手置于患儿肩部，对上肢进行加压。

2. 手的感知觉训练

（1）治疗师用粗布或刷子擦刷患儿前臂、手背及手指。
（2）治疗师将患儿手指放入橡皮泥中，让其用大拇指与其余手指将橡皮泥撑开。
（3）治疗师让患儿在装有沙子或豆子的容器内寻找小物体。

3. 手抓放物体训练

（1）患儿抓握物体困难，可以将表面粗糙的柱形物体放其手掌内，诱导手指弯曲，抓握物体，并保持拇指处于对掌位数秒钟，然后治疗师向上拉动物体，或转动该物体，使患儿的手指产生对抗，刺激手抓握能力产生。
（2）患儿抓握物体后无法放开，治疗师用指腹轻轻叩击手臂背伸肌腱，再用指腹沿着腕部向手指方向轻轻刷擦，诱导患儿将手打开。

4. 手指分离训练

（1）诱导患儿捡拾珠子、蘑菇钉等小玩具，并将其放入容器内。
（2）诱导患儿使用单指可操作的玩具，如按按钮。

第二节　日常生活活动能力的评估与康复

日常生活活动（activities of daily living，ADL）是指人们为了维持生存以及适应生存环境而每天必须进行的、最基本的、最具有共同性的活动。日常生活活动包括基础性日常生活活动和工具性日常生活活动，其中基础性日常生活活动主要是照顾自己的身体，如排尿排便控制、如厕、洗漱、进食、穿衣、沐浴以及功能性移动等。

1. 进食

婴幼儿在 7 ~ 24 个月之间会在进食方面变得越来越独立。7 个月大的婴儿通常会用手指抓东西吃。在 18 个月大时，会自己使用汤匙或杯子。随着独立性的增加，用餐时混乱的状况也在增加。大部分学步时期的婴儿使用双手及舌来探索食物的特性，父母应鼓励婴儿尽力独立进食，尝试不同的食物，学习咀嚼吞咽。

【常用训练方法】

（1）进食训练：诱导患儿手至口的动作，双手交叉互握，做双手触摸口部的动作或将一些食物涂在手指上，做手至口的动作，反复多次练习，当患儿熟练掌握后，诱导患儿抓握食物，把食物送入口内。

（2）饮水训练：诱导患儿双手抓握杯子手柄，将杯口送至嘴边，可采用带缺口的杯子，避免患儿饮水时头部后仰产生呛咳。

2. 如厕

独立如厕是自我照顾方面发展的一个重要里程碑。新生儿排泄是反射性不自主的生理反应，随着婴幼儿成长，其腰椎和骶椎附近的脊髓髓鞘化发育到一定程度后，出现了括约肌控制，开始有意识地控制排尿排便。对于下肢内收肌肌群张力过高，双下肢不易分开的患儿，建议看护者将患儿臀部垫高使骨盆后倾、髋部屈曲，慢慢左右摇晃臀部，使患儿双下肢逐渐放松，双腿打开，完成穿戴尿不湿。

3. 穿衣

正常儿童约在 1 周岁时具有配合穿衣的意识，如将脚伸出穿鞋子，胳膊伸出穿袖子，所以在这个年龄段要开始进行穿衣训练。

【常用训练方法】

治疗师可诱导患儿将手伸向袖口并伸出，用以训练患儿配合穿上衣衣袖；也可先进行手伸出圈状物体的技巧练习，再进行泛化。

第九章　推拿疗法

传统小儿推拿是以中医阴阳五行、脏腑经络等学说为理论指导，运用适当手法刺激经络腧穴，使经络通畅、气血流通，以达到调整脏腑功能、治病保健的一种传统疗法。通过推拿手法刺激人体特定部位或经络穴位，反射性地调节神经系统功能，改善局部血液循环，促进新陈代谢、增强体质，从而达到调理脏腑、恢复功能的目的。推拿还可以缓解痉挛、松解粘连、防止肌肉萎缩，纠正畸形。随着人们对康复的重视和康复医学的发展，推拿疗法作为传统的康复技术之一，运用更加广泛。为了更好地满足临床康复工作的需要，我们把现代康复与传统康复有机结合起来，在传统小儿推拿的基础上，结合现代康复新理念、新技术，逐渐形成一套有效实用的推拿方法。

接诊患儿时，推拿师与康复治疗师一样，首先要运用运动学分析方法对患儿进行评估，明确导致姿势和运动异常的相关肌肉、筋膜等，然后根据评估结果，结合中医理论选择合适的体位及手法，辨证论治，把以往传统作用于经络腧穴上的手法，用来刺激相关韧带、肌肉、筋膜等部位，从而达到调节肌肉张力、增加肌力等目的。在治疗时，要注意几点：①选择舒适体位；②手法应轻柔、缓和、均匀、渗透，以患儿能接受为度；③与患儿进行交流互动，可播放舒缓音乐，尽量使患儿配合。

一、儿童康复治疗中常用的推拿手法

1. 顺抹法

推拿师以小鱼际贴敷于患儿皮肤，顺其肌肉、筋膜走向自上而下缓缓移动，使力量渗透至浅筋膜下，用力要均匀，轻而不浮，重而不滞，动作缓和。此手法常用于缓解肌肉痉挛和肌筋膜紧张（图 9-1）。

2. 按压（点按）法

推拿师以手掌或指腹缓慢用力按压患儿肌肉、腧穴，保持恒定的力量维持数秒，使力量缓缓向深层渗透。此手法常用于放松紧张的肌肉及筋膜（图 9-2）。

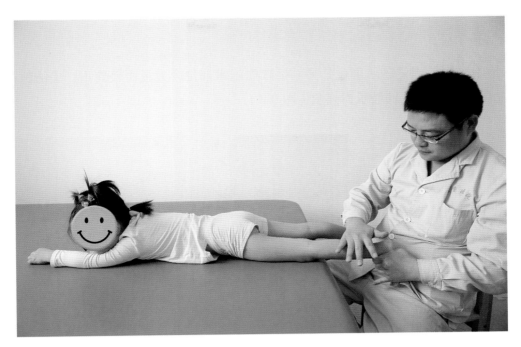

图 9-1　顺抹法

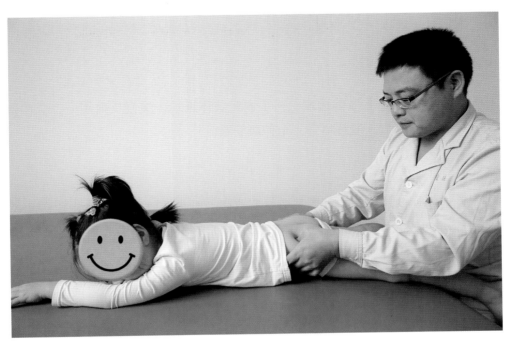

图 9-2　点按法

3. 拿揉法

推拿师一手固定施术部位，另一手揉捏施术部位，力量由轻到重，手法保持柔和连贯。常用于缓解四肢肌肉痉挛（图9-3）。

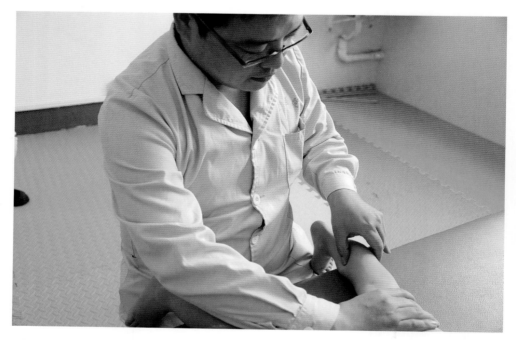

图9-3　拿揉法

4. 牵伸法

推拿师一手握住患儿肢体远端，一手固定肢体近端，缓慢反向用力，牵伸数秒。此手法常用于滑利关节，缓解痉挛，牵伸肌筋膜。

5. 叩击法

推拿师五指屈曲放松，抖动腕关节，有节律、有弹性地用指尖叩击施术部位。叩击法包括舒缓叩击法和快速叩击法，舒缓叩击法常用于缓解肌肉痉挛；快速叩击法常用于兴奋肌肉神经，增加肌力、肌张力（图9-4）。

6. 补脾经

推拿师一手固定患儿拇指，另一手拇指指腹循患儿拇指桡侧边缘，推向掌根方向。此手法常用于增强体质，治疗食欲缺乏，便溏泄泻（图9-5、图9-6）。

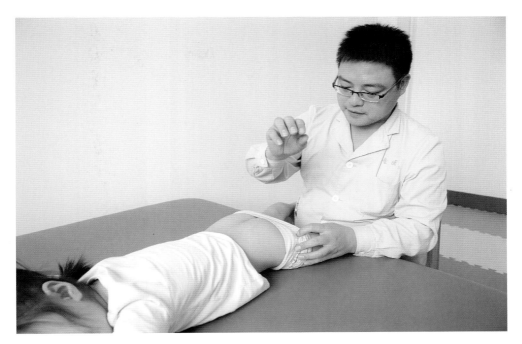

图 9-4　叩击法

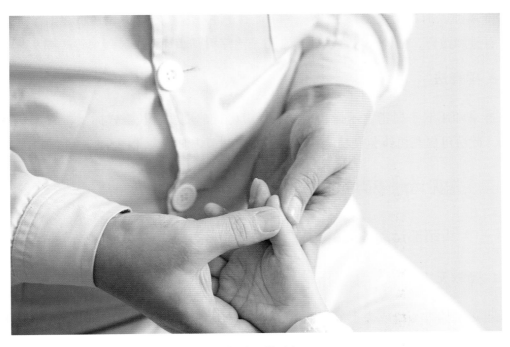

图 9-5　补脾经

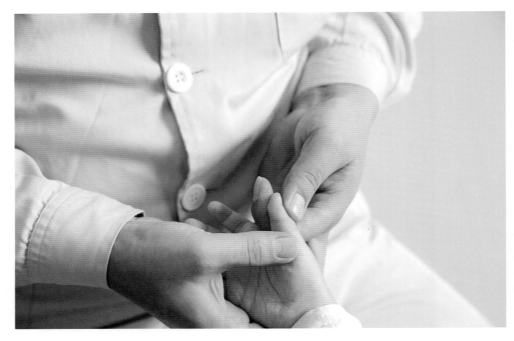

图 9-6　补脾经

7. 揉足三里

推拿师以拇指指尖点揉足三里，持续 1 分钟左右，力量由轻到重逐渐渗透。此手法有健脾益胃，强体补虚之功效，常用于治疗胃肠病证，下肢痿痹等（图 9-7）。

8. 捏脊法

推拿师用双手拇指、示指和中指的指腹将背部皮肤自长强穴向大椎穴循序捏拿捻动。此法可提高机体免疫功能，增强体质，调节内脏活动（图 9-8、图 9-9）。

二、常见运动障碍的推拿方法

（一）头颈部运动障碍的推拿方法

1. 颈软无力

即立位竖头不稳或头不能竖起，在中医学里归属于五软（头项软）范畴，其主要发病机制在于肝肾不足，与督脉和膀胱经关系密切。结合现代康复及运动解剖学知识，头颈部肌肉如胸锁乳突肌、斜方肌上部、头颈夹肌、头半棘肌、斜角肌和肩胛提

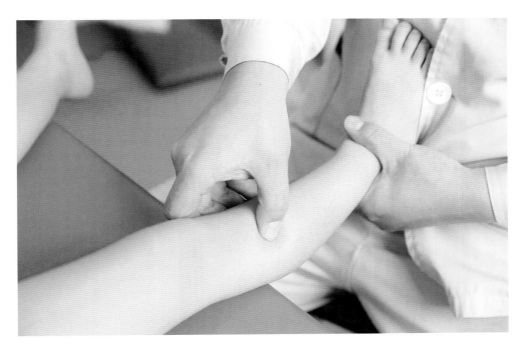

图 9-7　揉足三里

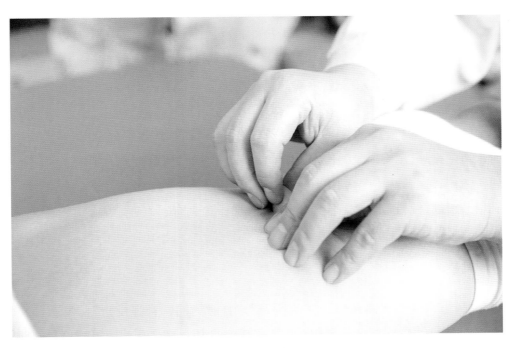

图 9-8　捏脊法

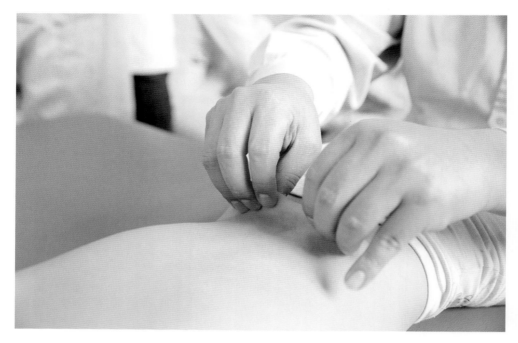

图 9-9　捏脊法

肌等在头颈活动及稳定中起着重要作用。临床上多采用点、按等挤压类手法刺激头颈部弱势肌群，增加肌力肌张力，促进头颈部肌群的协调、稳定。操作如下：

（1）患儿取俯卧位，取肾俞、命门、腰阳关、委中、大椎、昆仑、太溪等肾经、膀胱经及督脉经穴位，用按、点手法，每穴约半分钟；上述操作完成后循督脉经捏脊 3～5 遍，以达补肾通督作用。

（2）患儿取仰卧位，保持头、颈、躯干位于一条直线上，推拿师一手固定患儿胸腹部，另一手按在头顶，缓慢水平方向加压，停留约半分钟，力度以患儿能承受为宜。重复操作 3～5 遍（图 9-10）。

（3）患儿取俯卧位，取风池、风府、天柱、颈夹脊、人迎、天容、玉枕等穴位。每穴点按 15 秒，重复操作 3 遍。

2. 头颈过伸

传统医学认为"经络所过，主治所及""督脉为病，脊强反折"，督脉、膀胱经均走行于项背部，说明本病与督脉及膀胱经关系密切。结合现代康复理论——肌筋膜学说，此类患儿常由于浅背筋膜紧张所致头颈部后伸。涉及的肌肉有头半棘肌、头夹肌、颈夹肌和枕骨下肌群，枕骨下肌群尤为重要。枕骨下肌群是人体中最敏感的肌肉，其

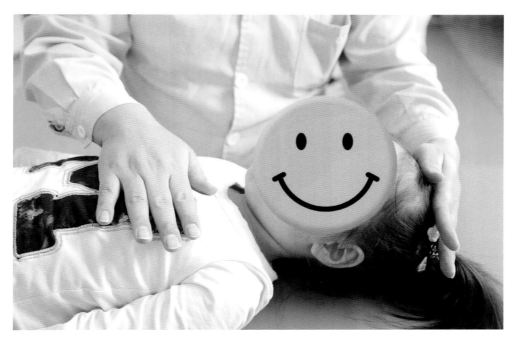

图 9-10　颈软无力患儿的推拿方法

肌纤维中含有大量牵张反射感受器，也是浅背线的功能中心。这类患儿大多易惊、易激惹，姿势稍有改变即出现颈后伸，常合并有眼球下视困难。

（1）患儿取仰卧位，枕骨下垫高至点头状，推拿师左手托患儿颈部，右手中指指腹按揉患儿风池、风府、天柱、玉枕等穴位，达到放松枕骨下肌群的目的。手法宜轻柔缓慢。操作时嘱家长用玩具逗引，使患儿向前下方寻找和注视，诱导头颈主动前屈（图 9-11、图 9-12）。

（2）患儿取俯卧位，推拿师以手掌小鱼际或掌根，从骶尾部至后枕部，循督脉经、膀胱经自下而上做顺抹法，缓慢匀速移动，使力量渗透至浅筋膜下为宜，达到放松背部浅筋膜的目的（图 9-13）。

3. 肌性斜颈

由于一侧胸锁乳突肌纤维性挛缩所致。患儿表现为头偏向患侧，颜面转向健侧。在患侧胸锁乳突肌中下段可触及梭形纤维肿块（图 9-14、图 9-15）。

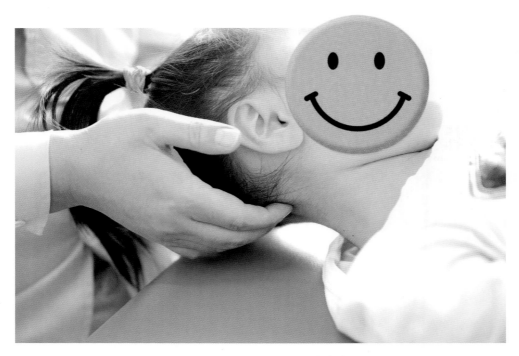

◎ 9-11　头颈过伸患儿的推拿方法

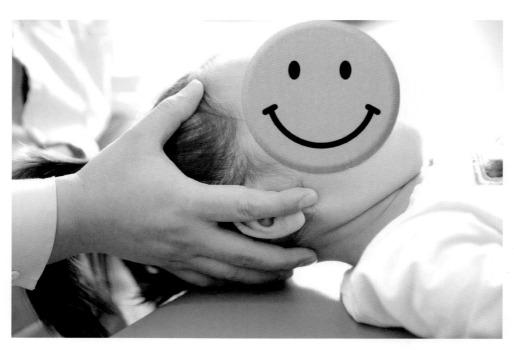

◎ 9-12　头颈过伸患儿的推拿方法

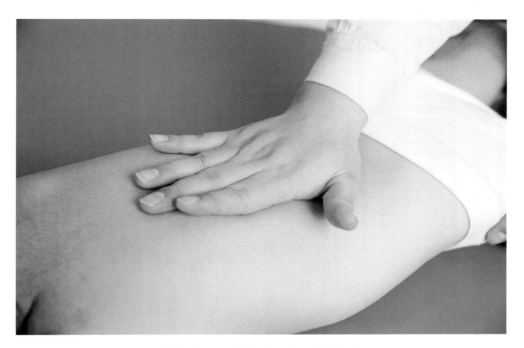

图 9-13　头颈过伸患儿的推拿方法

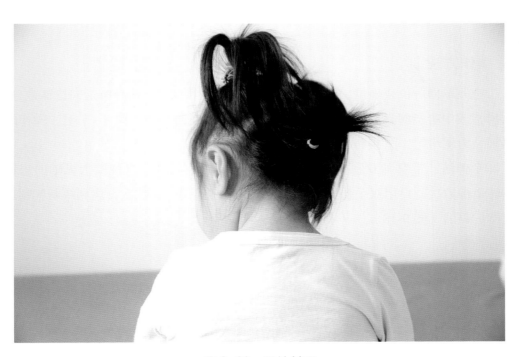

图 9-14　肌性斜颈

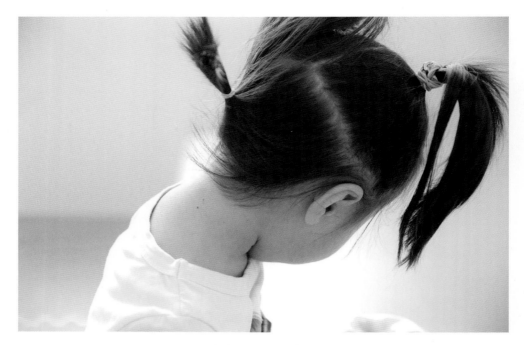

图 9-15　肌性斜颈

【操作方法】

①患儿取仰卧位或坐位，推拿师以拇、示指拿捏硬块，沿肌纤维走向捻揉数分钟，再用拇指或中指指腹自患侧胸锁乳突肌的乳突部位推向胸锁部位 5 ~ 7 遍。操作时手法缓和、力度均匀（图 9-16、图 9-17）。

②牵伸法：推拿师双手分别托住患儿头后部和下颌部，以颈椎为纵轴向患侧缓慢旋转牵伸数次，再用双手托住患儿下颌，缓慢向健侧牵伸数次，达到缓解胸锁乳突肌痉挛的目的（图 9-18）。

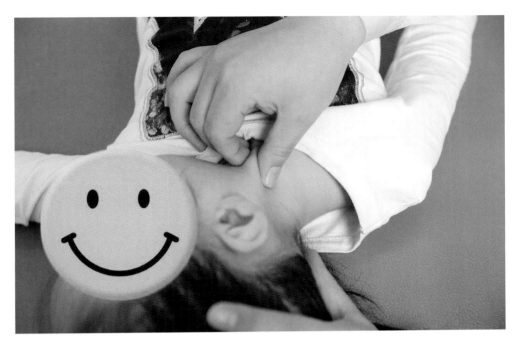

图 9-16 肌性斜颈的推拿方法

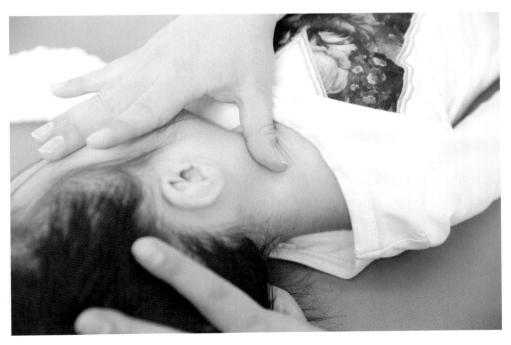

图 9-17 肌性斜颈的推拿方法

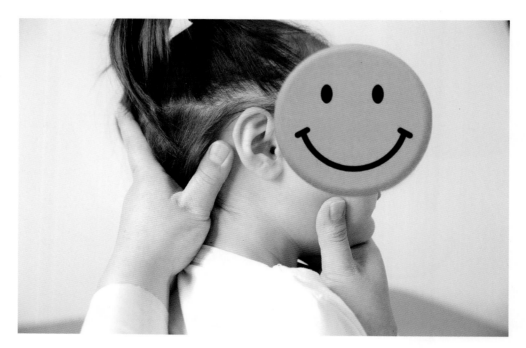

☺ 9-18　肌性斜颈的推拿方法

（二）躯干部运动障碍的推拿方法

1. 躯干紧张背伸

结合现代康复理论，此类患儿是由于躯干屈、伸肌群肌力不均衡所致。治疗方法同颈过伸，同时还要促通躯干屈曲，增加腹肌力量。

【操作方法】

患儿取仰卧位，暴露下腹部，推拿师以空掌叩击患儿下腹部，以叩击出空掌音为佳，促进腹肌收缩，节奏要缓慢（图 9-19）。

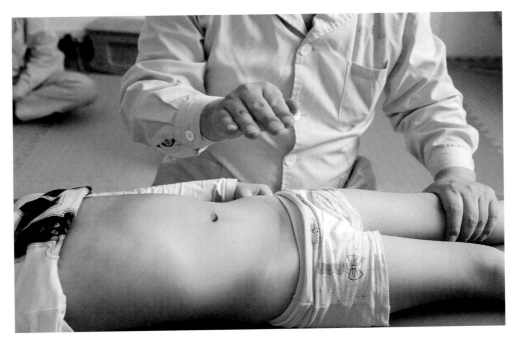

图 9-19　躯干部运动障碍推拿方法

2.躯干前屈

中医称为"腰软无力"。结合现代康复理论，多由于躯干肌群无力所致。

【操作方法】

（1）点按夹脊穴　患儿取俯卧位，推拿师双手拇指指腹自上而下点按夹脊穴，力量由轻至重，且具渗透力。往返操作 3～5 遍。可配合捏脊，达到刺激背部竖脊肌收缩的目的，从而使躯干伸展（图 9-20）。

（2）脊柱加压法　患儿取俯卧位，推拿师用双手掌根自上而下垂直按压脊柱，保持片刻，力量以患儿能承受为宜。

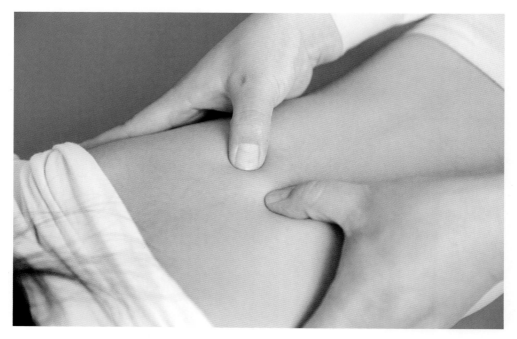

图 9-20　躯干部运动障碍的推拿方法

（三）四肢运动障碍的推拿方法

1. 肩胛带紧张后缩

多见于头颈、躯干紧张后伸患儿，常伴有肩胛带后缩，常由于菱形肌、斜方肌、冈下肌、小圆肌等紧张所致。治疗应在头颈躯干控制的基础上进行。

【操作方法】

患儿取俯卧位，推拿师以按、揉手法，放松斜方肌上部起点、菱形肌起点、肱三头肌长头近端附着点等部位，手法要轻柔缓和，重复操作约 5 分钟。再以双手大鱼际轻轻按压患儿肩胛骨内侧缘，保持数秒后轻轻向外分推双侧肩胛骨，保持数秒，反复操作数次。

2. 肩关节内收、内旋

主要原因是胸大肌、肩胛下肌等肌肉紧张痉挛。治疗应在躯干控制的基础上进行。放松胸大肌痉挛方法。

【操作方法】

①患儿取仰卧位，头略枕高，推拿师用小鱼际或拇指指腹揉按锁骨内三分之一下沿及胸骨缘（胸大肌起点处），再将一侧上肢外展以小鱼际部顺患儿胸骨处沿胸大肌走向，顺抹至肩关节以下，反复数次，以放松肌筋膜。双上肢交替进行。

②患儿取端坐位，推拿师一手握住患儿腕关节，一手扶住肩关节，做肩关节的水平外展，并持续牵伸数秒，反复数次，力量轻柔缓和，纠正肩关节内收屈曲。

3. 肘关节屈曲

肘关节屈曲常由于肱二头肌、肱肌、肱桡肌紧张所致。治疗应在纠正肩胛带和肩关节障碍的基础上进行。

患儿取仰卧位，推拿师用拇指指腹按揉肩胛骨喙突、肘窝肱二头肌止点，以放松肱二头肌。肘关节放松伸直后，可给予肘关节挤压。

4. 手握拳，拇指内收

由于指深屈肌、指浅屈肌、拇收肌及掌筋膜紧张所致。

【操作方法】

治疗师一手握住患儿四指，使其手部伸展，另一手拇指自患儿大鱼际掌根部推至指尖处，再外展拇指，反复数次，纠正拇指内收。叩击手背刺激伸指肌腱促使手部伸展（图 9-21）。

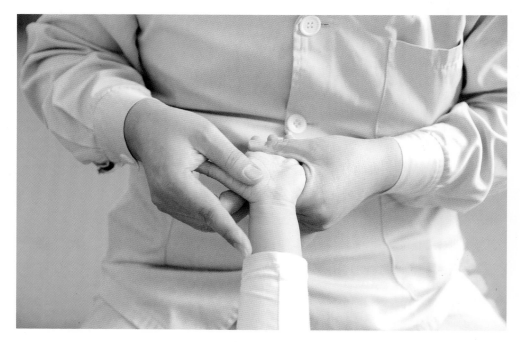

图 9-21　四肢运动障碍的推拿手法

5. 髋关节内收内旋

主要是由于内收肌群痉挛。

【操作方法】

①患儿取仰卧位，推拿师坐于患儿足侧，先以拿揉法，自髋关节处沿大腿内侧至膝关节处施术，反复数次，手法连贯、力量均衡；可点按血海、梁丘等穴位，力量由轻至重缓缓渗透至深筋膜。达到放松内收肌群的目的。

②患儿取仰卧位，双下肢自然分开，推拿师坐于患儿足侧，以手掌小鱼际从大腿根部顺内收肌走向，自上而下做顺抹法，速度缓慢均匀，逐渐渗透至浅筋膜下。

6. 膝关节紧张屈曲

多是由股二头肌、半腱肌、半膜肌等肌肉痉挛所致。

【操作方法】

①患儿取俯卧位，推拿师先用拿揉法，自坐骨结节处至腘窝施术，反复操作数次，

手法连贯、力度均衡。结束后再点按承扶、殷门、委中、承筋、承山等穴。

②患儿取俯卧位，双下肢自然分开，推拿师坐于患儿足侧，以手掌小鱼际从大腿根部，自坐骨结节沿肌肉走向至腘窝处做顺抹法。速度缓慢均匀，逐渐渗透至浅筋膜下。

7. 尖足

主要是由于小腿三头肌痉挛及跖筋膜紧张所致，胫前肌、足背伸肌的运动认知差也会引起尖足，治疗上应给予"惩强扶弱"法。

【操作方法】

①患儿取俯卧位，推拿师先用拇指指腹或大鱼际沿患侧小腿后侧肌群肌纤维方向自上而下做顺抹法，再点按承筋、承山、三阴交等穴位。速度缓慢均匀，逐渐渗透至浅筋膜下。达到放松小腿三头肌痉挛的目的（图9-22）。

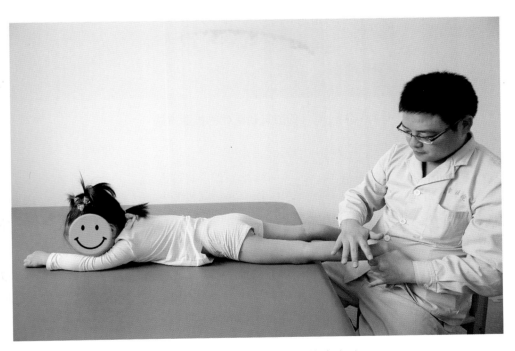

图 9-22　四肢运动障碍的推拿方法

②患儿取仰卧位，推拿师一手固定患儿足部，另一手拇指指腹自足跟部至足尖部做顺抹法，较大患儿可用手掌小鱼际操作，以松解足底筋膜（图9-23）。

③叩击胫前肌、足背伸肌刺激患儿主动背屈踝关节。提高胫骨前群肌肉力量。

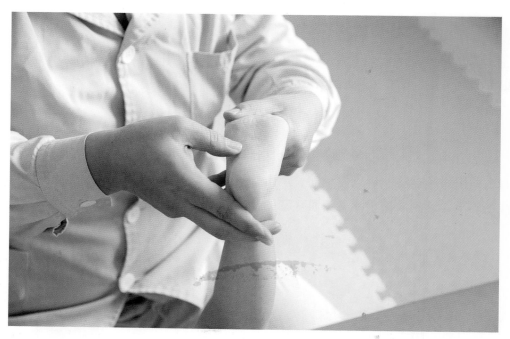

◎ 9-23　四肢运动障碍的推拿方法

8. 四肢肌张力、肌力低下

此类患儿多表现为四肢软弱无力，关节活动度大，支撑稳定性差等。传统医学认为肾主骨藏精，为先天之本，脾胃为气血生化之源，主肌肉，为后天之本。此类患儿的病机多属先天不足、后天失养，属"五迟""五软"范畴。治疗上依据经络腧穴走向，结合神经肌肉功能解剖，利用传统推拿手法，诱发肌肉收缩和肢体主动运动，达到增强肌力、肌张力的目的。同时也要注重运用推拿手法刺激经络腧穴，调理脏腑，增强体质，促进生长发育。

此类患儿的治疗应在头颈和躯干稳定控制的基础上进行，运用点按手法增强肌肉的感知觉，快速叩击法刺激肌肉收缩，挤压法增强关节稳定性。再配合传统小儿推拿手法，如补脾经、肾经，揉足三里，捏脊，摩腹，点按百会、四神聪、肾俞、关元、气海、太溪、涌泉等穴位，达到"培土养元，健脾和胃，醒脑开窍"的功效。